Walter Mauch

DIE BOMBE
UNTER DER
ACHSELHÖHLE

Praktische Tips
für eine gesunde Familie

bettendorf

Besuchen Sie uns im Internet unter
www.herbig.net

1. Auflage 1996
2. Auflage 1996
3. Auflage 2003 – Sonderproduktion

Umschlaggestaltung: Zero, München
Umschlagfoto: IFA-Bilderteam
Satz: CreativSatz Michael Henn GmbH, München
Gesetzt aus: 12/13 pt. Univers light
Druck: Jos. C. Huber, Garching
Binden: Thomas Buchbinderei, Augsburg
Printed in Germany
ISBN 3-88498-093-9

Suchst Du das Höchste,
das Größte.
Die Pflanze kann es Dich lehren:
was sie willenlos ist,
sei du es wollend –
das ist's.

Friedrich Schiller

INHALT

Knochenerweichung/Osteomalazie, Ulcus cruris, Arthrosen, Hormonstörungen, Blei-Knochen, Bandscheibenschäden, Säuglingstod, Schäden im Säuglingsalter, Nierenerkrankungen, Hexenschuß, Darmerkrankungen, Sonnenallergie, allergische Erkrankungen, Hautkrebs, Neurodermitis, Asthma, Multiple Sklerose.
Allergie: Neue Reaktionsformen. Deodorantien in der wechselseitigen Wirkung mit anderen Stoffen. Medikamententestung. Wissenschaftliche Ergebnisse: 2000 Patienten wurden erfaßt. Deodorantien mit Aluminium.

Ich widme dieses Buch der Mutter.

Die Mutter ist der gute Geist der Familie, ihr Koch, ihr Arzt, ihre Seele.
Die Mutter möchte, daß es ihrem Sohn, der Tochter, dem Vater gut geht. Die Mutter ist nicht auf Profit ausgerichtet. Die Mutter möchte in Freude und Liebe, in Wahrheit und Ehrlichkeit in einer gesunden Familie leben.
Die Mutter hat ihre Kinder geboren. Sie ist selbstbewußt und stolz. Sie ist beweglich.
Geht es der Familie gut, und ist die Familie gesund, dann ist unser Volk gesund.
Der Mutter gehört mein Dank für den großartigen Aufbau unseres Landes als Trümmerfrauen nach 1945.
Wir stehen jetzt mit über 300 Milliarden DM Krankheitskosten auf einem Trümmerhaufen der Gesundheit. Die Bürokratien sind starr und unbeweglich. Sie führen uns in eine tragische Krankheitskatastrophe, nur die Mutter kann uns helfen.
Daher rufe ich die Mutter zum größten Sanierungsprojekt der Nachkriegsgeschichte auf, zur Sanierung der Familie und Schule.

Dr. Walter Mauch

VORWORT

Der Autor, Dr. Walter Mauch, kommt aus Überlingen am Bodensee. Schon in jungen Jahren mußte er durch den frühen Tod seines Vaters neben seinem Medizinstudium die Leitung der Altgerberei, des Häute- und Lederhandels übernehmen.

Hochtoxische, chemische Präparate hatten bereits in jungen Jahren das dynamische Leben seiner Mutter ruiniert. Er kannte seine Mutter fast nur bettlägerig. Aber er hatte Glück. Er wuchs im »St. Nikolaus – Münster« zu Überlingen, bei den Sängerknaben, Ministranten und im Jugendorchester auf. Die Kraft des Glaubens und der Musik sollten seine Zukunft prägen. Die eigene schwere Krankheit in der Jugendzeit bestimmte schließlich seinen Berufsweg. Er wurde Arzt. Die Pflanze, die ihn gesund gemacht hatte, wurde sein Freund und Partner.

Zehn Jahre erfolgreiches Industrie-Management prägte sein Denken und Handeln. Cortison, Schmerzmittel, Betäubungsmittel, Skalpell waren ihm zu wenig für eine verantwortungsvolle Medizin im Sinne von Hippokrates. Er erlernte die verschiedenen Massagetechniken wie Reflexzonenmassage der Füße und Hände, Bindegewebsmassage, Muskelmassage, Periostmassage, Lymphdrainage, Akupunkturmassage, die ihm in der Diagnostik und Therapie eine neue Dimension erschlossen. Parallel liefen die Ausbildungen in Naturheilverfahren, Chirotherapie, Homöopathie, Sportmedizin und in der fernöstlichen Medizin, wie Akupunktur,

Yoga, Ayurveda, Meditation. Einige Jahre war er Dozent der Deutschen Akupunktur-Schule.

Nur dieser komplexe Weg als Häute-, Leder- und Schuhfachmann, Massagespezialist und Arzt machte es ihm möglich, zu seinen bahnbrechenden Erfindungen in der Schuhindustrie mit den Reflexzonen-Massage-Sohlen, sowie der Erfindung seines Reflexzonen-Massage-Balles zu gelangen.

Dr. Mauch hat sich ein Leben lang mit dem Reflexverhalten des Menschen wissenschaftlich beschäftigt. Dieses führte schließlich zur Erfindung seiner Reflexzonenprodukte.

Seine Begegnung mit der englischen Sopranistin Mary Williams animierte den ehemaligen »Überlinger Sängerknaben«, seine Konzerttätigkeit wieder aufzunehmen und in den Dienst der Gesundheit zu stellen.

Seine ärztliche Tätigkeit war von Anfang an von einer engagierten Öffentlichkeitsarbeit für die Gesundheit der Mitmenschen begleitet. In zahlreichen Vorträgen, Konzerten, Büchern, Volksläufen, Fernsehsendungen kämpfte er für

eine gesunde Natur und eine gesunde Lebensführung seiner Mitmenschen.

Schwere Belastungen durch Nahrungs- und Umweltgifte, eine stetige Zunahme vieler Erkrankungen, eine Zunahme der Krebsfälle zeigten ihm, daß das gesprochene Wort nicht mehr ausreichte, um die Menschen zu anzusprechen.

Die Musik bietet ihm dazu neue Wege.

Seine Konzerte, zusammen mit Vorträgen über eine gesunde Lebensführung, werden von den Zuhörern begeistert aufgenommen und zeigen dankbare Wirkung.

Dr. Mauch sieht es als ärztliche Verpflichtung an, über die Musik zu den Menschen zu sprechen und für

eine gesunde Natur und ein gesundes Leben seiner Mitmenschen und vor allem der Jugend

zu kämpfen.

Denn nur, wenn die Natur gesund ist, hat der Mensch eine Zukunft.

EINLEITUNG

Wir haben Krankheitskosten von
über 300 Milliarden DM –
und sie sind steigend!

Osteoporose, Rheuma, Allergie Krebs:
Zeigen Sie mir eine Familie, die noch gesund ist!

**Wir sind auf dem Weg, in eine tragische
Krankheitskatastrophe hineinzulaufen.**

Ich versuche, einfache, praktikable Gesundheits-
tips und eine gesunde Lebensführung in die Familien zu tragen. Die Familie bietet die Chance für
einen Neuanfang zur Gesundheit. In der Familie ist
Bewegung.

Die Mutter möchte gesunde Kinder und einen
gesunden Vater haben.

Die Mutter ist zum Umdenken bereit. Die Bürokratien schaffen es nicht. Nur die Familie kann
eine tragische Krankheitskatastrophe abwenden!

**Daher ist die Familienaufklärung der einzige
Weg zur gesunden Lebensführung**

**und damit das einzige wirksame Sanierungs-
projekt der Kostenexplosion im Gesundheits-
wesen.**

Die Musik dient als wichtiges Hilfsmittel, um die Menschen zu erfreuen und sie für eine gesunde Lebensführung zu begeistern.

Unser Land braucht gesunde Menschen, um weiterhin leistungsstark zu sein. Sie wissen, ein kranker Mensch ist nicht voll leistungsfähig. Wirklich Spaß und Freude haben Sie nur als gesunde Menschen.

Daher bringen Sie Ihre Familie und Ihre Freunde mit zu meinen Konzerten und Vorträgen. Lesen Sie meine Bücher. Engagieren Sie sich für eine gesunde Zukunft. Schließen Sie sich zu Gesundheitsgruppen zusammen. Gemeinsamkeit macht stark. Sichern Sie Ihren Kindern eine gesunde Zukunft.

Wir sollten alle erkennen, wenn wir nichts tun, um zu einer gesunden Natur und Lebensführung zurückzukehren, war unser ganzes bisheriges Wirken umsonst. Die Krankheit und der Untergang werden weiter voranschreiten.

Dr. Walter Mauch

Die Pflanze vereinigt die Sonne, den Sauerstoff, das Wasser, das Salz, alle Mineralstoffe und Spurenelemente. Sie ist unser Freund und Partner. Der Pflanze widme ich das nachfolgende Gedicht:

Schön ist die Welt der Blumen.
Sie blühen im Sonnenschein.
Die Sonne hat die Kraft gegeben
zu leben in diesem Erdenhain.

Rot ist der Mohn und voller Glanz.
Blau die Kornblume und Sinnbild der Treu
Gelb ist so licht wie der Sonne Kranz
in der Schlüsselblume unsere Seele erfreut.

Violett ist Bougainvillae
und die Farbe mein.
Grün ist das Blatt,
das alles vereint.

Und hast Du bemerkt:
Es sind die Farben des Lichts,
und das Licht ist die Farbe des Lebens,
das Licht und Blumen Dir geben.

So send ich eine Blume Dir
vom Glanz des Lichtes eingehüllt,
einen ganzen Blumenreigen,
zu den Freuden des Lebens Dir eigen.

So nimm die Blume an Dein Herz
Sie bringt Dir Glück und Frieden.
Nichts Schöneres auf dem Erdenrund
ist Irdisch-Leben uns beschieden.

WAS IST KRANKHEIT?

Haben Sie sich über dieses Wort »Krankheit« schon einmal Gedanken gemacht?

Hier können wir alle **negativen Begriffe** einordnen wie:

Verminderte Lebensqualität, Lustlosigkeit, Trauer, Abhängigkeit, Schmerz, Schwäche, Konzentrationsstörungen, Schwindel, Gleichgewichtsstörungen, Gehschwäche, Verschleiß, Streß, Vegetative Dystonie, Mangel, Müdigkeit, Hoffnungslosigkeit, Unwohlsein, Einsamkeit, Verzweiflung und viele strukturelle Krankheitsbezeichnungen wie Osteoporose, Arthrose, Arthritis, Bandscheibenschaden, Ischialgie, Nervenentzündung, Leberentzündung, Disharmonie, Energieabfall, Niedergang, Krebs, **Tod.**

Was ist Gesundheit? Sind Sie gesund? Wissen Sie, was »Gesundheit« ist? Denken Sie einmal darüber nach. Es lohnt sich, gesund zu sein!

Hier können wir alle **positiven Begriffe** einordnen wie:

Hohe Lebensqualität durch Liebe, Freude, Unabhängigkeit, Stärke, Lebenslust, Frische, Bewegung, Energie, Sicherheit, guter Schlaf, gute Verdauung, Selbstbewußtsein, Vertrauen, Balance, Fülle, Friede, innere Ruhe, Gottvertrauen, Dankbarkeit, Harmonie, Glück, Zukunft, Aufstieg, Erfolg, **Leben.**

Wir haben

ca. 20 Millionen Rheuma-Kranke
ca. 25 Millionen Allergie-Kranke
ca. 10 Millionen psychisch Kranke

und Millionen mit:

Hochdruck, Stoffwechselstörungen wie Diabetes mellitus, Fettstoffwechselstörungen, Gefäßerkrankungen, Herzschäden, Verstopfung, Colitis, Steinbildung, Asthma, Hauterkrankungen wie Psoriasis oder Neurodermitis, Osteoporose, Osteomalazie, Arthrosen, Arthritis, Prothesenoperationen, Bandscheibenschäden, Fußschäden, Venenerkrankungen, Durchblutungsstörungen, Zahnschäden, Kopfsymptomen wie Schwindel, Gleichgewichtsstörungen, Migräne, Ohrgeräusche, Konzentrationsstörungen, Leistungsschwäche, Abwehrschwäche, Infektanfälligkeit, Schilddrüsenerkrankungen, ungewollte Kinderlosigkeit, Müdigkeit, Angst, Depressionen, Nervenzusammenbrüche, Sucht, und in steigender Zahl *Krebs*.

Ist es richtig, daß wir auf einem

Trümmerhaufen der Gesundheit

stehen?
Beweisen das die Krankheitskosten?
Wir hatten angeblich:

1970 rund   70 Milliarden DM
1980 rund   210 Milliarden DM

1985   rund   250 Milliarden DM
1987   rund   277 Milliarden DM

Jetzt sind es über 300 Milliarden DM Krankheitskosten, und sie steigen weiter!
Sind die Menschen, die diese Kosten verursachen,
krank?

Eine Milliarde DM sind 1000 Millionen DM. Stellen
Sie einmal eine Million DM im Verhältnis zu Ihrem
Verdienst.
Welche gigantischen Summen werden für kranke
Menschen ausgegeben!

Und vor allem:
Diese Beträge müssen erwirtschaftet werden,
bevor sie ausgegeben werden können.

Leider, es ist so:
Viele unserer Mitmenschen sind krank.

Bedenken Sie:
Kranke Menschen können auf Dauer keine
vollwertige Leistung bringen.

Ich frage Sie:
Wo sind die Ursachen?
Wo sind die Wächter der Gesundheit?

Der Wald stirbt.
Die Pflanze stirbt.
Der Mensch stirbt.

1945 war unser Land zerstört.

Wir haben es mit großartigen Leistungen aus den Trümmern wieder aufgebaut.

Für unsere faszinierenden, modernen Technologien und zur Erhaltung unserer schwer erarbeiteten volkswirtschaftlichen Errungenschaften benötigen wir

Gesunde Menschen.

Die Krankheit darf nicht zur **Norm** werden. Schon schließen sich viele kranke Menschen in Krankheitsvereinen, Selbsthilfegruppen wie z.B. Rheuma-Liga, Allergie-Verein, Osteoporose-Verein, Psoriasis-Verein, Neurodermitis-Verein, Coeliakie-Verein und vielen anderen Vereinen zusammen. Fast für jede Erkrankung gibt es eine Selbsthilfegruppe. Ist das nicht eine Bankrotterklärung unserer heutigen »wissenschaftlichen Medizin«?!

Viele Menschen finden sich mit Ihrer Krankheit, Ihrem Leid ab, weil ihnen nur allzu oft von Ihrem Arzt gesagt wird, daß sie sich damit abfinden müssen. Damit aber wird die Krankheit zur **Norm** und zur großen Gefahr für alle unsere volkswirtschaftlichen Errungenschaften, die wir mit großem Fleiß und Einsatz seit 1945 aufgebaut haben. Kranke Menschen können keine vollwertige Leistung bringen.

Wo aber sind die Ursachen?
Wo aber sind die Wächter unserer Gesundheit?

Nur ein gesundes Volk hat in der Zukunft eine **Lebenschance.**

Die Natur bietet uns alles für ein gesundes und kraftvolles Leben.

Die Rohstoffe der Natur für ein gesundes Leben sind:

Sonne
Sauerstoff
Wasser
Pflanze
Mineralien
seelische Kräfte.

Um diese Rohstoffe der Natur verarbeiten zu können, müssen Körper und Geist in **Bewegung** bleiben. Nur in der **Bewegung** können wir ausreichend Sauerstoff aufnehmen, um die Verbrennung der Nährstoffe in der Zelle zu Energie und Wärme zu gewährleisten.

Sind die Rohstoffe hochwertig und die Organsysteme in Bewegung und funktionstüchtig, werden wir hochwertige Energie und Wärme produzieren, die uns zu

Gesundheit
Freude
Leistung
Dankbarkeit

in diesem Leben führen.

Das Leben ist einem

Tag – Nacht – Rhythmus

unterworfen, der für die Gesundheit des Menschen von größter Bedeutung ist. Wer diesen Lebensrhythmus beachtet, schafft die Grundvoraussetzung für ein gesundes Leben.

Der Tag entspricht der Aktivität des Menschen. Die Nacht entspricht der Passivität des Menschen. Am Tage bewegt sich der Mensch senkrecht stehend.
In der Nacht liegt der Mensch horizontal ruhend.

Am Tag regiert der **Nervus Sympathicus** und treibt den Menschen zur Höchstleistung an.
In der Nacht regiert der **Nervus Vagus,** der dem Menschen Ruhe vermittelt und gleichzeitig die Stoffwechselorgane zur Produktion von Energie und Wärme steuert.

Der Tag-Nacht-Rhythmus kennzeichnet den Lebensrhythmus des Menschen:

Am Tage aufrecht stehend, in voller Bewegung, in höchster Aktivität des Bewegungsapparates, des Gehirns und des Herzens, mit hohem Energieverbrauch, die in der Nacht produziert wurde, dagegen
in der Nacht horizontal liegend, in voller Ruhe zur Erholung für den Bewegungsapparat, Gehirn und Herz, für die Energie- und Wärmeproduktion durch die Stoffwechselorgane des Bauchraumes, die für diese Stoffwechselvorgänge ebenfalls Ruhe brauchen und nicht gestört werden dürfen.

Der Wechsel

zwischen vertikaler und horizontaler Kör-
perstellung, zwischen Tag und Nacht, zwischen Aktivität und Ruhe, zwischen Energieverbrauch und Energieproduktion ist unser
Naturrhythmus und die Grundvoraussetzung
für eine **gesunde und kraftvolle Lebensführung.**

Der heutige, zivilisierte Mensch nimmt eine **Posi-
tion** zwischen der vertikalen und horizontalen
Stellung ein:

er sitzt, sitzt, sitzt, er sitzt morgens,
er sitzt am Schreibtisch, er sitzt im Auto,
er sitzt am Fernsehapparat, er sitzt den ganzen Tag,
er sitzt und sitzt und sitzt.

Sein Markenzeichen ist der Stuhl!

Da der Mensch den Körper nur noch mangelhaft
bewegt,

werden die Muskeln verspannt,
stellen sich Fehlhaltungen ein,
bilden sich erschlaffte und überspannte
Muskelzonen aus,
wird die Blutzirkulation vermindert,
treten Stauungen der Venen und des Lymphsystems auf,
wird die Sauerstoffaufnahme vermindert
wird die Zellatmung gedrosselt,
wird zu wenig Energie und Wärme gebildet,

sinkt die Körpertemperatur ab,
sind Hände und Füße kalt,
wird die Leistungsfähigkeit gedrosselt,
stellen sich Konzentrationsstörungen ein,
entstehen zahlreiche Kopfsymptome wie
Schwindel, Sehschwäche, Hörstörungen,
Migräne.

Schon lange, bevor der Mensch seine Arbeit be-
endet hat, wird er müde und matt. Die Leistungsschwäche hat sich eingestellt.

**Ist der Mensch aber leistungsgeschwächt, em-
pfindet er seine Arbeit als Stress.**

Der Mensch ist zum **Sitzenden Zivilisierten**
und somit zum passiven Menschen geworden.
Er bewegt sich zu wenig!
Zum Bewegungsmangel kommt hinzu,
daß der Mensch die

Rohstoffe der Natur künstlich verändert

hat, so daß diese nicht mehr ihre natürliche Wirkkraft entfalten können:

statt Sonne

künstliche Bräunungsanlagen
Abfilterung der Sonnenstrahlen durch Abgase
Zerstörung der Ozonschicht

statt Sauerstoff

Kohlenmonoxyd von ca. 30 Millionen PKW's, LKW's, Flugzeugen, Verbrennungsanlagen, so daß die Sauerstoffverwertung im Körper blockiert wird,
statt Wasser

Kosmetika: Der Körper wird in einen chemischen Mantel gehüllt,

statt Pflanzen

Dosen, Tiefkühlkost, Fleisch, Nahrungsersatz, chemische Konzentrate,

statt Mineralien

Pillen, Konzentrate, Tabletten,

statt seelische Kräfte zu aktivieren

Serien-Krimi, Werbung, Journale, Hard-Rock, Pornographie, unkritischer Konsum, Disharmonie.

FORSCHUNGSSTUDIE ÜBER DIE VERHALTENS- UND ERNÄHRUNGSGEWOHNHEITEN DER BEVÖLKERUNG

Eine über 10 Jahre in meiner Praxis durchgeführte Studie über die Ernährungsgewohnheiten meiner Patienten zeigt, daß die Menschen über die Wirkungsweise der Nährstoffe kaum aufgeklärt sind und ca. 90% meiner Patienten Produkte wie

Zucker – Brötchen – Schweinefleisch

bevorzugen, die zu einer

Übersäuerung der Gewebe

führen.

Das ehemals elastische Gewebe der Kindheit wird bereits im jugendlichen Alter schlaff und spröde. Der härteste Bestandteil des Körpers – der Zahn – zeigt schon beim Kleinkind schwere Schäden.
So, wie saurer Regen schwere Schäden beim Kölner Dom hinterlassen hat, wird durch die Übersäuerung in unserem Körper das Calcium aus den Zähnen, Knochen und Bindegewebsstrukturen herausgelöst.
Der Knochen verliert seine Stabilität, wird weich und ist nicht mehr belastungsfähig. Er beginnt sich zu verformen. Er ist der Belastung des Körpers nicht mehr gewachsen.

Ein neues Schlagwort wird gefunden:

Verschleiß.

Weil uns zu oft von Ärzten gesagt wird, daß wir uns damit abfinden müssen, und wir Vertrauen in den Ärztestand des Hippokrates haben, finden wir uns damit ab!

Es gibt in der Medizin zwei Behandlungsrichtungen:

Ich habe mir bereits 1976 die Aufgabe gestellt, meine Patienten ausschließlich mit Naturstoffen zu behandeln. Dies ist mir seit 1980 gelungen, wobei ich zur Grundlage meiner Behandlungen in erster Linie

**die Pflanze
das Wasser
das Salz
das Öl**

genommen habe

Lassen Sie mich zum besseren Verständnis ausführen:
Die eine Richtung, die bevorzugt wird, ist vor allem bemüht, den Schmerz auszuschalten. Wie Sie wissen, gibt es zahlreiche Schmerz-Kliniken und Schmerzambulanzen. Dabei muß man wissen, daß der Schmerz eigentlich das Signal einer Störung im Gewebe ist. Schalte ich den Schmerz ab, weiß ich oft nicht mehr, wo die Störung ist, oder die Ursache liegt. Läuft sie weiter, oder heilt sie ab?

Dieser Medizin-Logik konnte ich nicht folgen. Sie war für mich nicht verständlich.

Die andere Richtung vertrete und praktiziere ich:
Ich sagte mir, wenn ich die Störung gemeinsam mit dem Patienten suche und diese erfolgreich behandle, wird das Signal – der Schmerz – von selbst verschwinden. Ich setzte also seit 1980 nicht in einem einzigen Fall

Cortison
Phenylbutazone
Schmerzmittel
Betäubungsmittel
Antirheumatica.
u.ä. Mittel

ein.
Meine Behandlungsform funktioniert hervorragend. Ist die Störung behoben, verschwindet auch das Schmerzsignal. Außerdem kann ich alle Reaktionen des Patienten exakt verfolgen, da diese durch meine Behandlungsmethode nicht unterdrückt werden. Und außerdem gab es bei meiner Behandlungsmethode mit den Rohstoffen der Natur keine schädigenden bis tödlichen Nebenwirkungen und Folgeschäden, die **wieder** aufwendig behandelt werden müssen.

Und so wurden die Rohstoffe der Natur

die seelischen Kräfte
die Sonne
der Sauerstoff

die Pflanze
das Wasser
das Salz
das Öl

meine Freunde und Partner gemäß den Gesetzen des Hippokrates.

INDUSTRIEPRODUKTE
ALS HILFSMITTEL UND KRANKMACHER

Was bietet uns die Industrie?

Schlafmittel zum Schlafen
Schmerzmittel gegen die Schmerzen
Beruhigungsmittel für den überreizten
Sympathicus
Abführmittel für die Verstopfung
Zahnprothesen zum Kauen
Gelenkprothesen zum Gehen
Einlagen zum Abstützen der Füße
Durchblutungstabletten als Bewegungsersatz
Vitamin- und Mineralstoffkonzentrate zur Nahrungsergänzung
Rheumamittel gegen Entzündungsprozesse
Kosmetika zum Kaschieren des Menschen in
Farbe, Form und Geruch.
Putzmittel: Für jedes Gewerk, für jeden Raum
das besondere Putzmittel.
und natürlich noch vieles mehr.

Und sollten wir keine Wünsche mehr haben, sagt uns eine auf Profit ausgerichtete Werbung, was gut für uns ist, und was wir uns noch wünschen können und sollen.

Die Suggestion wirkt!

Die Bombe tickt unter der Achselhöhle!

Die Lymphblockade

Sind viele Industrieprodukte »Krankmacher«, die besonders die Lymphzentren belasten und zu Schäden des Immunsystems, der Hormonorgane, des Knochen- und Bindegewebssystems, sowie aller anderen Organe führen?

Das Hauptlymphzentrum, das extreme chemische Belastungen auszuhalten hat, ist das Lymphzentrum der Achselhöhle. Wenn wir uns mit Seife waschen, wird die Seife mit Wasser wieder abgewischt. Kein Mensch würde auf den Gedanken kommen, dieses chemische Produkt bis zum Abend auf der betreffenden Hautpartie zu belassen und zwischenzeitlich sogar noch nachzutragen, um den Hautschweiß oder Geruch zu bedecken oder zu neutralisieren.

Anders ist das mit den Kosmetika der Achselhöhle. **Hier tickt die »Bombe« eines gnadenlosen Vernichtungswerkes.** Täglich werden hier mehrfach chemische Produkte, Deodorantien, aufgebracht und bis zum Abend unter der Achselhöhle belassen. Diese werden von den Lymphbahnen der Achselhöhle aufgenommen, wandern in alle Körperregionen und führen zu schweren Gesundheitsschäden.

Bedeutung des Lymphsystems:

In den Geweben und Organen finden wir Millionen von Lymphozyten. Sie regeln die Abwehrleistung des Körpers. Sie sind sozusagen seine »Polizei«. Ein feines Netzwerk von Lymphbahnen umgibt jede Zelle. Filterstationen, die Lymphknoten, finden sich in gesetzmäßigen Abständen. Wichtige Lymphdrüsen sind: Milz, Thymus, Leber, Knochenmark, Darm.

Welche Bedeutung hat dieses Lymphsystem?

Eiweißkörper verlassen laufend die Blutbahn und gelangen in das »interstitielle Bindegewebe«. Hier werden sie von den Lymphbahnen aufgenommen, abtransportiert und zum Teil in den Bindegewebszellen abgebaut. Das gesamte Eiweiß durchläuft mindestens einmal am Tag den Weg durch das Lymphsystem. Das Lymphsystem ist also ein äußerst wichtiges Filtersystem für alle Eiweißstoffe und Produktionsstätte der lebenswichtigen Lymphozyten für die Abwehrleistung des Körpers.

Durch Umweltgifte wie

Kosmetika
Putz- und Reinigungsmittel
Schwermetalle
Konzentrierte Angebote

kommt es zwischen diesen Stoffen und den Eiweißkörpern zur Bildung von **Riesenmolekülen,** die nicht mehr über die Lymphbahnen abtransportiert und von den Bindegewebszellen aufgenommen werden können. Es kommt zur Ausbildung von Stauungen und Ödemen, wie wir es beim Rheuma, allergischen Erkrankungen, nach Operationen und anderen Erkrankungen kennen.

Die Lymphblockade mit Blockierung des Lymph-
flusses und schwerer Schädigung der Abwehrleistung des Körpers tritt ein.

Lassen Sie mich auf den kommenden Seiten
den Ausflug in die Industrie vertiefen und die oft
folgenschweren Gesundheitsschäden betrachten:

Beobachten Sie **kritisch** mit mir, welche Industrieprodukte unseren Lebensbereich kreuzen, beeinflussen und welche Schäden durch unkritischen
Konsum gesetzt werden:

Die »Bombe tickt unter der Achselhöhle«!

Kosmetika:

Lassen Sie uns zunächst nur den Säureanteil der
Kosmetika überprüfen! Testen Sie mit Indikatorpapier jedes Ihrer Kosmetika!
Sie können damit feststellen, ob es ein säurehal-
tiges Produkt ist. Sie wissen, daß Säuren die Mineralstoffe binden, den Knochen entkalken, Salze
bilden, die in die Gewebe eingelagert werden und
zu schweren Schäden der verschiedensten Art
führen.

Das Indikatorpapier erhalten Sie in jeder Apotheke.

Stellen Sie sich vor:

Sie sitzen in der Oper.
Was glauben Sie, mit wieviel chemischen Substan-

zen – Kosmetika – die Menschen sich »fein«
gemacht haben. Wie eine »wandelnde Kosme-
tiksäule« gehen sie in die Oper. Die Oper soll ja in
jeder Beziehung ein Genuß sein.

Haarspray
Haarfestiger
Haarwasser
Haarfärbemittel
Gesichtswasser
Mundwasser
Zahnpaste
Make-up
Deodorantien
Body-Lotion
Parfüme
Po-le Feucht
Pilzspray
parfümierte Seifen
dekorative Malstifte
Lacke.

**Was für ein chemische Belastung für unseren
Körper!**

Der arme Dirigent:

Seine Orchesterdamen und Herren haben sich
natürlich für ihn besonders fein gemacht, und da
der Dirigent über dem Orchester thront, bekommt
er konzentriert den ganzen chemischen Dampf seiner Mitarbeiter ab.

Und die armen Menschen auf den Rängen:

Bekommt man von beiden Seiten, von hinten und vorne schon erhebliche chemische Dämpfe mit, muß man in den Rängen auch noch das Abdampfen der Menschen im Parkett mitverkraften.

Zwei bis drei Stunden inhalieren Sie chemische Substanzen!

Aber wie sieht es aus:
in der Familie?
am Arbeitsplatz?

Bedenken Sie:
Die Chemie ist oft stärker als die Rohstoffe der Natur und kann zu schweren Schäden führen!

> **Der Mensch, er lebt**
> **und siecht dahin,**
> **in einer Glocke,**
> **aus Chemie.**

> **Sie macht ihn**
> **müde, matt und schlaff.**
> **Nimmt ihm die Freude**
> **bis ins Grab.**

Nach den Erfahrungen mit meinen Patienten wird zunächst eine vielfältige psychosomatische Symptomatik durch Kosmetika ausgelöst, die die Organerkrankungen einleiten. Sie wird häufig in psychosomatischen Kliniken behandelt.

Die Vergiftung wird nicht erkannt und nicht toleriert.

Meine eigene Erfahrung:

Vor ca. fünf Jahren gingen mir die Haare büschelweise aus. Dann fuhr ich in den Urlaub, zumeist zu Bergtouren in die Himalayaregion oder an das Meer. Und siehe da: Nach zwei Wochen Urlaub war der Haarboden wieder stabil, und der Haarwuchs erholte sich. Für mich war schon bald klar, daß ich irgendein Gift in meinen Körper aufnahm.
Aber woher?
Zuhause lebte ich von der Pflanze. Kosmetika und schädliche Putzmittel werden bei uns nicht benutzt. Eines Tages mußte ich einem Patienten einen Wirbel einrenken. Als ich das Behandlungszimmer betrat, sprühte er sich gerade die Achselhöhlen mit einem Deodorant ein, um vornehm zu riechen. Ich beugte mich über ihn, um ihn zu behandeln.
Schlagartig war mir die Ursache meines Haarausfalles klar, nachdem sein chemisches Substrat mir in die Nase »stach«:

Ich wurde über 20 Jahre in zunehmendem Maße von meinen eigenen Patienten vergiftet, denn jeder Patient wollte ja beim Arztbesuch besonders gut riechen.

Es wurde seither jeder Patient, der in meine Praxis kam (bisher über 2000 Patienten), nach Kosmetika insbesondere Deodorantien – befragt.

Ergebnis:

Fast alle Patienten benutzten Kosmetika. Aus der Vielzahl dieser Produkte wurden Kosmetika (Deodorantien) bevorzugt, die unter die Achselhöhle gegeben wurden. Die wenigen Promille an Patienten, die keine Deodorantien gebrauchen, können vernachlässigt werden, da diese durch ihre Umgebung (Familie/Arbeitsplatz), durch das Abdampfen der Kosmetika von Nachbarn belastet werden.
Erfaßt wurden Deodorantien (Spray, Stift, Stein, Roller, Lösung, Creme, Puder), die gegen Schweiß oder Schweißgeruch unter der Achselhöhle benutzt werden. Viele dieser Deodorantien zeigten im Mittel einen pH-Wert von 4 bis 6,5, teilweise sogar pH 3.

Das heißt:
Es handelt sich um Säuren.

Nach meinen Patienten benutzten :
Ca. 20% der Patienten die Deodorantien bereits 20 Jahre.
Ca. 60% der Patienten die Deodorantien über 10 Jahre.
Ca. 20% der Patienten die Deodorantien bis zu 10 Jahren.
Die Benutzung war regelmäßig.

Wirkung:

Die Deodorantien werden unter die Achselhöhle gesprüht, gerollt, gestrichen, gesalbt, gepudert,

um den Schweiß, ein Abfallprodukt der Verbrennung, zu neutralisieren und geruchsunfähig zu
machen. Man wischt sie nach dem Auftragen
(sprühen, salben, rolllen, pudern) nicht weg, sondern beläßt sie oft bis zum Abend oder benutzt sie
sogar mehrfach am Tag.

Die Achselhöhle wirkt hierbei wie ein Brutkasten.
Sie ist warm. Die Poren sind offen, so daß die auf-
gegebenen Chemikalien in den Körper mühelos
eindringen können. In der Achselhöhle ist ein

Hauptlymphzentrum.

Von hier aus durchziehen die Lymphbahnen wie
ein dichtes Gefäßnetz den Körper. »Explosions-
artig« gelangen die Schadstoffe von den Achselhöhlen aus über die Lymphbahnen in alle
Bereiche des Körpers und das

Stunde für Stunde
Tag für Tag
Woche für Woche
Monat für Monat
Jahr für Jahr

und richten dort ihr Unheil an.
Da sie oft über Jahre benutzt werden, lagern sie
sich in allen Geweben ab, führen zur

Konzentration und Kristallbildung.

Häufig sind die Deodorantien Säuren und bilden
mit den Mineralstoffen wie Calcium, Magnesium,

Kalium, Natrium **Salze,** die sich ebenfalls in die Strukturen einlagern und zu schweren Organschäden führen.

Chronische Entzündungen und Allergische Reaktionen

entstehen. Das saure Milieu im Bindegewebe, die Entkalkung und Stoffwechselschädigung nehmen zu. Eine Krankheitsspirale hat begonnen, die den Menschen immer weiter in die Krankheit hineinführt.

Bei Benutzung der Deodorantien von einem Jahr zeigt sich in der Kontrolle der Blutkörperchensenkungsreaktion bereits eine stetig steigende Erhöhung, die oft schon nach wenigen Monaten beobachtet werden kann.

DEODORANTIEN ALS HAUPTURSACHE FÜR VIELE ERKRANKUNGEN

Nach meinen wissenschaftlichen Beobachtungen und Untersuchungen an meinem Patientengut kommt es zu folgenden Krankheitsbildern, deren Hauptursache bevorzugt der langfristige und permanente Gebrauch von Deodorantien ist:

Verklebung von Gelenkkapseln,

insbesondere der Schultergelenke, mit Entzündung und Einsteifung.
Die Deodorantien konzentrieren sich in den Gelenkkapseln, kristallisieren aus und führen zur Entzündung. Sie bilden mit den Kalksalzen Depots, die im Röntgenbild als Kalkschatten deutlich sichtbar sind. Die Gelenkkapseln verkleben. Die Gelenke versteifen.

Vielfältige Kopfsymptomatik

Über die Lymphbahnen der Achselhöhle wandern die Deodorantien in alle Organsysteme des Kopfes ein und führen dort zu multiplen Schäden.

Es entstehen:

Entzündungen der Lymphorgane des Kopfes, Nasenhöhle, Rachen, Kiefer, Zahnschäden, Entzündungen der Stirn und Kieferhöhlen, Haarausfall.
Schwindel, Konzentrationsstörungen, Augenschäden.

Gehörschäden, Hörsturz, Ohrensausen, Gleichgewichtsstörungen, Meniere, Kopfneuralgien.

Schilddrüsenerkrankungen

Über die Lymphbahnen der Achselhöhle wandern die Deodorantien in die Schilddrüse und führen dort zu Schäden bis hin zum Krebs, deren Ursache nach meinen Beobachtungen an meinem Patientengut bevorzugt eine schwere Vergiftung durch Deodorantien ist.

Brustkrebs

Die Brust der Frau ist ein reines Lymphorgan.
Von der Achselhöhle führen die Lymphbahnen direkt in die Brust.

Über die Lymphbahnen fließen die Deodorantien in die Brustdrüsen. Es kommt zu Verhaltungen und Stauungen. Die Schadstoffe können nicht abfließen, konzentrieren sich, kristallisieren aus und führen zu schweren Schäden, schließlich zum Krebs.
Nach meinen wissenschaftlichen Erkenntnissen aus meiner Praxis ist in vielen Fällen das Deodorant die Hauptursache für den Brustkrebs.

Rheumatische Erkrankungen:

Über die Lymphbahnen ausgehend von der Achselhöhle, fließen die chemischen Substanzen in die Fingergelenke, Fußgelenke, Kniegelenke, Hüftgelenke, Wirbelgelenke und lagern sich dort in die Gelenkkapseln ein, führen zur Auskristallisation, verdicken die Gelenke, lösen aufgrund ihres Säure-wertes die Knochen auf. Entzündungen (Arthritis) entstehen, und schließlich kommt es zur Zerstö-rung des Gelenkknochens, der Arthrose. Muskel- und Sehnenentzündungen bauen sich auf. Schließ-lich wird das gesamte Bindegewebe wie ein Flächenbrand erfaßt.

Die rheumatischen Erkrankungen sind vorwie-gend schwere Vergiftungsformen!

Weichteilrheumatismus
Alles schmerzt.

Da die Deodorantien sich in den Muskeln, im Bin-degewebe, den Sehnen, Gelenkkapseln, Bändern ablagern, konzentrieren und auskristallisieren, ent-stehen im ganzen Körper Entzündungen, die in den Anfängen nicht durch Laboruntersuchungen erfaßt werden können. In der Diagnose heißt es dann:

seronegativer Rheumatismus.

Nur die manuelle Untersuchung bestätigt die sub-jektiv beklagten Beschwerden. Später sind die Weichteilstrukturen so empfindlich, daß man sie kaum anfassen kann.

Gelenkknacken

Eine zusätzliche Folge ist das oft in den Gelenken vorhandene Gelenkknacken, das durch die in die Gelenkkapseln, Bänder und Sehnon eingelagerten Kristalle entsteht.

Knochenschwund/Osteoporose

Über die Lymphbahnen werden die Deodorantien an die Knochen herangeführt und durch deren Säuregehalt entkalkt.

Die Osteoporose entsteht.

Morbus Bechterew

Bei der Befragung und Untersuchung dieser Patientengruppe konnte ich feststellen: Diese Patienten benutzten jahrelang Deodorantien.
Sie waren beruflich seit Jahrzehnten mit dem Auto unterwegs und inhalierten die bleihaltigen Benzindämpfe und Autoabgase.

Ergebnis:

Zwei Mechanismen lösen diese Erkrankung aus.

1. Die Deodorantien lösen das **Calcium** aus den Knochen der Wirbelsäule. Das Calcium bildet mit den Deodorantien Salze, die sich in die Bänder und Gelenkkapseln der Wirbelgelenke und Kreuzdarmbeingelenke einlagern. Lokale Entzündungen entstehen.

Im Röntgenbild sehen wir das Bild einer Osteoporose mit Sklerosierung der Konturen, verwaschenen Gelenkstrukturen.

2. **Blei** konnte im Blut dieser Patienten nachgewiesen werden.

Blei löst Calcium aus seiner Verbindung mit Calcium-Phosphat. Es entsteht **Blei-Phosphat,** das sich
in den Knochen einlagert.
Im **Röntgenbild** sehen wir das Bild einer Osteoporose mit Sklerosierung der Konturen und verwaschenen Gelenkstrukturen.

Bei zwanzig Fällen konnte ich im Blut eine Alumini-
umerhöhung nachweisen.

**Nach meinem Patientengut liegt bei der Erkran-
kung des Morbus Bechterew eine Intoxikation
durch Kosmetika und Schwermetalle zugrunde.**

Knochenerweichung/Osteomalazie

Enthalten die Deodorantien **Aluminium,** so entsteht die Osteomalazie.
Aluminium ist ein Phosphaträuber und führt zur
Knochenerweichung. Die Knochen deformieren
sich und sind nicht mehr belastungsfähig.
Bei diesen Patienten kann Aluminium im Blut nachgewiesen werden.

Ulcus cruris

Von den Achselhöhlen fließen die Deodorantien
über die Lymphgefäße in die Beine. Es kommt zu
Stauungen der Lymphgefäße und Venen, schließlich zur Varicosis und Entzündung. Die Elastizität
der Gefäße wird durch die Deodorantien geschädigt. Die Spannkraft der Gefäße wird herabgesetzt.
Die Zirkulation wird gestört. Das Blut staut sich
zurück. Die Durchblutung wird abgeschwächt. Die

Säuerung im Gewebe nimmt zu. Schließlich bricht die Haut auf, und es entsteht das Unterschenkelgeschwür.

Arthrosen

Der **Säuregehalt** der Deodorantien entkalkt die Gelenke. Die Deodorantien werden über die Lymphbahnen an die Gelenke herangeführt, konzentrieren sich, kristallisieren aus, lagern sich in die Gelenkkapseln, Bänder, Gelenkknorpel, das Gelenkinnere ein. Entzündungen entstehen. Die Gelenke sind nicht mehr belastungsfähig. Der Knochen wird spröde und verformt sich bereits bei leichter Belastung.

Die Arthrose entsteht. Im Volksmund sprechen wir dann von **Verschleiß.**

Hormonstörungen

Kosmetika, und hier besonders die Deodorantien, gelangen über die Lymphbahnen, ausgehend von den Achselhöhlen, in die Hormonorgane und belasten den Hormonhaushalt der Frau und des Mannes und blockieren den Hormonstoffwechsel.

Hormonstörungen und Osteoporose sind getrennte Krankheitsbilder, die jedoch die gleiche Ursache – Vergiftung durch Deodorantien – haben und daher zur gleichen Zeit entstehen.

Die Schulmedizin behauptet jedoch, daß die Hormonstörung die Ursache für die Osteoporose ist.

Diese Aussage ist nach meinen wissenschaftlichen Erkenntnissen und aus meiner Praxis nicht richtig.

Ein fundamentaler Irrtum der Schulmedizin?!

Als weitere Ursache für die Osteoporose wurden von mir u.a. **Schwermetalle** im Blut der Patienten, insbesondere Blei, nachgewiesen.

Flächendeckend wurde die Bevölkerung Jahrzehnte mit dem Blei aus den Autoabgasen belastet!

Der Normwert für Blei im Blut wird zwar in den meisten Fällen nicht überschritten. Doch wissen wir, daß bei chemischen Reaktionen schon Mikrodosen eines Katalysators ausreichen, um Reaktionen auszulösen, zu beschleunigen oder zu blockieren. Außerdem muß man davon ausgehen, daß der größte Anteil des im Körper aufgenommenen Blei im Knochen eingelagert ist, da Blei das Calcium aus seiner Verbindung Calcium-Phosphat verdrängt und damit Blei-Phosphat entsteht. Nur ein kleiner Anteil Blei ist physikalisch gelöst im Blut, das in der Laboruntersuchung nachgewiesen werden kann, jedoch nicht das wirkliche Krankheitsbild wiedergibt.

Im Röntgenbild sehen wir dann als Osteoporose nicht einen Knochen, der durch Hormonstörung Calciummangel hat, sondern das Bild eines Knochens, in den Blei eingelagert ist und der damit vermindert strahlendurchlässig ist.

Ich habe bei 100 Patienten mit der Diagnose Osteoporose das Calcium im Blut untersucht und festgestellt, daß der Calciumwert bei allen Patienten im Normbereich und hier eher an der oberen Grenze lag. Trotzdem hatten sie die Empfehlung erhalten, Calciumpräparate einzunehmen und diese bereits eingenommen.

Der Sinn einer solchen Therapie ist nicht einzusehen, da eine Überlastung des Blutes mit Calcium zur Steinbildung führt.

Hormonstörungen und die Osteoporose sind getrennte Krankheitsbilder, die durch die gleichzeitige Belastung mit Deodorantien und Blei die gleiche Ursache haben und damit auch zur selben Zeit auftreten, so daß der Eindruck entsteht, als ob hier ein ursächlicher Zusammenhang besteht. Blei verdrängt aus dem Knochen das Calcium und verbindet sich mit Phosphat zu **Bleiphosphat.**
Entsprechend typisch sind die Röntgenbilder, die den

»Bleiknochen«

darstellen.

Hiermit wird nicht in Abrede gestellt, daß der Hormonhaushalt für die Knochenbildung wichtig ist und auch in dem einen oder anderen Fall sich eine Hormonbehandlung günstig auf die Osteoporose auswirken kann. Allerdings konnte ich für einen derartigen Behandlungserfolg in meiner orthopädischen Praxis keine Bestätigung finden. Alle Reaktionen greifen im Körper ineinander. Doch liegen bei den Hormonstörungen und der gleichzeitig auftretenden Osteoporose getrennte Krankheitsbilder vor, die gleichzeitig auftreten, da sie die gleiche Ursache haben, nämlich die toxische Belastung des Körpers durch

Deodorantien und Blei.

Bandscheibenschäden

Die meisten Menschen sitzen. Die Deodorantien fließen über die Lymphbahnen in die Kreuzregion und umspülen die unteren Wirbelsegmente, stauen sich dort täglich an, konzentrieren sich, kristallisieren aus. Entzündungen entstehen.

Die Bandscheiben werden geschwächt.

Die Bandscheibe ist nicht mehr belastungsfähig, und oft kommt es bereits bei geringster Belastung zur Zerreißung und zum Bandscheibenvorfall.

Säuglingstod

Die Mutter wiegt abends Ihr Kind auf dem Arm in den Schlaf. Der Kopf liegt in Höhe der Achselhöhle. Das Kind atmet die unter der Achselhöhle aufgebrachten Deodorantiendämpfe ein.

Die Atmung wird blockiert. Das Kind wird ruhig, betäubt durch die Deodorantien.

Die Mutter legt das angeblich schlafende Kind ins Bett. Die Atemlähmung tritt ein.

Am nächsten Tag wird das Kind tot im Bett gefunden.

Schäden im Säuglingsalter

Eine Mutter stillt täglich ihr Kind.

Sie benutzt täglich Deodorantien unter den Achselhöhlen, die über die Lymphbahnen in die Brüste fließen.

Welche Schäden hat das Kind durch die mit Deodorantien angereicherte Milch der Mutter zu erwarten?

Allergische Reaktionen, Neurodermitis, Asthma, Hyperaktivität, Phosphatallergie, Bindegewebsschwäche, Nierenschäden, Abwehrschwäche, Infektanfälligkeit, Zahnschäden, Fehlentwicklungen, Konzentrationsstörungen, Lernschwäche, Legasthenie sind die Folgen.

Nierenerkrankungen

Die meisten Menschen sitzen bevorzugt.

Sie haben zu wenig Bewegung. Der Kreislauf wird nicht ausreichend trainiert. Die Nierendrainage ist zu gering. Die Gifte, die über die Lymphbahnen angeflutet wurden, können nicht ausreichend ausgeschieden werden. Sie konzentrieren sich dort, kristallisieren aus, lagern sich in das Nierengewebe ein und werden in das Blut zurückgestaut.

Eine Selbstvergiftung durch Toxine und harnpflichtige Substanzen tritt ein.

»Hexenschuß«

Der im Volksmund bekannte Hexenschuß (Lumbago) ist oft nichts anderes als eine durch **Nierenstauung entstandene Kapselspannung der Niere,** die sich reaktiv als akute Verspannung der Lendenmuskulatur mit massiver Schmerzreaktion äußert.

Darmerkrankungen

Der Darm ist das wichtigste Lymphorgan.

Der Darm hat die Hauptaufgabe, jedes Nahrungsmittel zu zerlegen und die Einzelteile zu überprüfen, ob diese durch die Darmwand in den Körper eintreten und der Leber zur weiteren Verarbeitung zugeleitet werden dürfen. Abfall- und Schadstoffe scheidet der Darm aus.

Daher ist der tägliche Stuhlgang so wichtig!

Die Wirkung der Deodorantien auf den Darm und damit auf den Körper hat katastrophale Folgen:

Die Deodorantien wandern vom Lymphzentrum der Achselhöhlen über die Lymphbahnen in die Lymphzentren der Darmwand. Sie verändern das Darmmilieu, so daß die

Darmfäulnis

Darmgärung
Bakterielle Infektionen
Virus-Infektionen
Pilz-Infektionen

sowie weitere schwere Störungen entstehen können, die zu folgenden Krankheitsbildern führen, wie

Morbus Crohn
Colitis ulcerosa
Allergien
Abwehrschwäche
Störung des Fettstoffwechsels
Infektanfälligkeit
Leberschäden
und Krebs.

Die Kontrollfunktion der Darmwand wird durch die Deodorantien weitgehend zerstört, so daß alle mit der Nahrung aufgenommenen Stoffe

ohne Begutachtung

durch die Schutzfunktion der Darmwand in den Körper eindringen und zu schweren Schäden führen.

Eine Symbioselenkung hat daher nur Erfolg, wenn wirklich alle Kosmetika, insbesondere Deodorantien abgesetzt werden. Dann wirkt sie nicht erst nach Jahren oder überhaupt nicht, sondern bereits nach Wochen!

Sonnenallergie

Die diversen Kosmetika, insbesondere Deodorantien, lagern sich in die Haut ein. Durch die Sonnenbestrahlung kommt es zur

photochemischen Reaktion

der Sonnenstrahlen mit den Giftstoffen in der Haut:

Rötung, Schwellung, Pustelbildung, Vitiligo sind die Folge.

Allergische Reaktionen und weitere Schäden entstehen.

Ich bin auf dem Lande aufgewachsen. Oft haben wir den ganzen Tag bei strahlendem Sonnenschein auf den Feldern zugebracht. Wir haben den Kopf bedeckt, um keinen Sonnenstich zu bekommen. Irgendwelche Cremes mit diversen Sonnenschutzfaktoren wurden nicht angewendet, da es diese nicht gab. Aber es gab auch keine Deodorantien.
Gott sei Dank!
So gab es auch keine Rötung, Schwellung, Pustelbildung, Vitiligo, allergische Reaktionen und Hautkrebs.

Hautkrebs

Nach meinen Studien ist diese Erkrankung in vielen Fällen die Endstufe der Sonnenallergie. Durch die Sonnenstrahlen kommt es zur photochemischen Reaktion

mit den eingelagerten Giftstoffen in der Haut. Die Zelle wird schwer geschädigt und entartet.

Durch Schädigung der Ozonschicht ist die Sonneneintrahlung nicht mehr ausreichend abgefiltert, so daß es durch die verstärkte Sonneneinstrahlung schneller und intensiver zur **photochemischen Reaktion** mit den eingelagerten Giften in der Haut und damit zur Zellentartung und Krebsbildung kommt. Die Hauptursachen bilden auch hier nach meinen wissenschaftlichen Erkenntnissen die Deodorantien.

Neurodermitis

ist das typische Krankheitsbild einer schweren Vergiftung. Die Mutter benutzt Deodorantien unter den Achselhöhlen. Die Deodorantien dringen durch die Poren und gelangen von den Lymphzentren der Lymphbahnen in die Brustdrüsen und damit in die Muttermilch. Der Säugling nimmt die deodorantienhaltige Muttermilch auf. Die Nieren des Kindes können die Deodorantien nicht in ausreichender Weise ausscheiden. Daher werden diese über die Haut ausgeleitet. Da das deodorantienhaltige Lymphsekret der Haut sauer und ätzend ist, kommt es zur Hautschädigung und zum typischen Bild der Neurodermitis.

Werden in der ganzen Familie alle Kosmetika, insbesondere Dedorantien und sonstigen möglichen belastenden Stoffe entfernt, erholen sich diese Kinder oft in wenigen Wochen.

Asthma

ist nach meiner wissenschaftlichen Praxiserfahrung das typische Krankheitsbild einer schweren Vergiftung, wobei die Ursache bevorzugt die Deodorantien sind.

Die Entgiftung über die Nieren spielt hier eine besondere Rolle.

Die Nieren schaffen es nicht mehr, die Gifte und harnpflichtigen Substanzen in ausreichender Menge auszuscheiden. Diese stauen sich zurück in die Lungen und werden über das Lungengewebe in die Lungenalveolen ausgeschieden. Die konzentrierten, ätzenden Sekrete führen zu chronischen Reizungen, Spasmen und den typischen asthmatischen Beschwerden.

Werden die Kosmetika, insbesondere Deodorantien, abgesetzt und die Nieren gekräftigt, so daß sie die Gifte ausscheiden können, stellt sich oft in wenigen Wochen eine Besserung ein.

Multiple Sklerose

Hier kenne ich nur sieben Fälle, die in Ihrer Not zu mir kamen.

Bei allen Fällen waren bereits funktionelle Störungen, wie z. B. Gehschwäche, eingetreten.

Alle Fälle hatten über zehn Jahre Deodorantien benutzt.

Nach Absetzen dieser Kosmetika wurden die Patienten behandlungsfähig. Nach einigen Wochen bis wenigen Monaten wurden diese Patienten beschwerdefrei aus meiner Behandlung entlassen.

Erklärung:

Die Impulsübertragung von Nerv zu Nerv erfolgt mit Hilfe von Acetylcholin. Dieses entsteht im terminalen Neuron aus **Cholin und aktivierter Essigsäure.**

Nach meinen wissenschaftlichen Beobachtungen handelt es sich um zwei Vorgänge:

Durch die neurochemische Reaktion zwischen Acethylcholin und Deodorantien entsteht ein neues chemischen Substrat, das die Erregungsübertragung an den Endstrukturen der parasympathischen Nerven, den vegetativen Ganglien und neuromuskulären Endplatten verlangsamt bzw. blockiert. Die Synthese bzw. Freisetzung von Acethylcholin wird herabgesetzt bzw. zerstört. Die Fehlsteuerung wird eingeleitet.

Werden die Deodorantien abgesetzt, wird die fehlgesteuerte neurochemische Reaktion unterbrochen. Acetylcholin wird wieder in ausreichender Weise gebildet. Der Heilungsprozeß setzt ein. Sofern noch keine strukturellen Schäden vorhanden sind, verschwinden die funktionellen Störungen komplett.

Allergie

Das große »Schlagwort« der heutigen Medizin?

25 Millionen Menschen in der Bundesrepublik Deutschland sollen Allergien haben?

Was sind Allergien?

Allergie heißt übersetzt: andere Reaktion oder Fehlreaktion, oder besser gesagt falsche Lebensreaktion.

Diese andere oder Fehlreaktion, oder besser gesagt falsche Lebensreaktion kann an allen Strukturen des Körpers auftreten. Giftstoffe (Antigene) dringen in den Organismus ein. Der Körper bildet Abwehrstoffe (Antikörper). Exotherme Reaktionen laufen ab, die mit Schwellung, Rötung, Pustelbildung, Juckreiz, Sekretbildung einhergehen. Ist das Abwehrsystem überlastet oder erschöpft, kann es zu lebensgefährlichen Reaktionen kommen.

Nach meinen Beobachtungen hat sich eine

neue Reaktionsform der Allergie

durch die Überlastung mit Giften gebildet. Bereits in die Gewebe eingelagerte Giftstoffe reagieren mit neuen Giftbelastungen.

Die neue Reaktionsformel lautet:

Gift 1 + Gift 2 = neues Gift

Es handelt sich vielfach nicht mehr um eine Antigen-Antikörper-Reaktion, sondern um die Reaktion zwischen zwei chemischen Substanzen mit dem Erscheinungsbild der Allergie und deren Kombination.

Besonders sichtbar wird die Allergie als

allergischer Schnupfen
allergische Hautreaktion
allergische Bindehautentzündung
allergisches Asthma.

Die Allergie sagt also nur etwas über das Erscheinungsbild der Erkrankung aus, aber nichts über die Ursache sowie den Ort der Primärreaktion.

Nach den in meiner Praxis vorgestellten Patienten mit allergischen Reaktionen sind Intoxikationen durch Kosmetika, insbesondere Deodorantien und Putzmittel, die Hauptursachen der Allergie.

Die Osteoporose ist nach meinen wissenschaftlichen Erkenntnissen die

allergische Fehlreaktion des Knochens, ausgelöst durch Deodorantien und Schwermetalle.

Die in vielen Fällen vorgenommene Desensibilisierung kann nicht die Therapie der Wahl sein, da sie nur die Krankheit unterdrückt.

Als Regenerationskur bei allergischen Erkrankungen hat sich in meiner Praxis folgender Weg bewährt:

1. Ausschaltung aller chemischen Giftbelastungen, insbesondere Kosmetika und Putzmittel.
2. Entschlackungskur durch Tierfasten nach Dr. Mauch und Bewegung.
3. Stabilisierung der Abwehr durch Eigenblut-Ozonbehandlung, Homöopathie.

Welche Bedeutung haben Medikamente bei diesen Erkrankungen?
Wie werden Medikamente auf ihre Wirkungsweise getestet?
Warum wurden Medikamente nach wissenschaftlicher Zulassung und jahrelanger Benutzung jetzt erst verboten bzw. überhaupt zugelassen?

Gemäß meinen Nachforschungen wurden und werden alle diese Gesichtspunkte –
Belastung des Organismus durch Kosmetika, Putz- und Reinigungsmittel und andere Umweltgifte, sowie Fehlernährung –
in der Medikamententestung in wissenschaftlichen Instituten und Kliniken nicht genügend berücksichtigt.

Demgemäß sind

Wirkungsbeschreibung
Nebenwirkungsbeschreibung
Dosierungsanleitung

vieler Medikamente nicht richtig.

Dieses hat dazu geführt, daß zahlreiche Medikamente, insbesondere die des rheumatischen

Formenkreises, schwere Schäden am kranken Patienten bewirkten, die u. a. zu einem Verbot folgender Medikamente geführt haben:

Cortisonhaltige Kombinationspräparate mit Phenylbutazon
Arteparon
Arumalon
Peroxinorm
Osmogit
diverse Schmerzmittel

Es können daher die Gleichungen aufgemacht werden:

Deodorant + Rheumamittel = neues chemisches Produkt mit schweren Folgeschäden.

Stellen Sie sich vor, daß die Patienten jetzt dazu noch

rauchen
und andere chemische Stoffe
aufnehmen.

Dann heißen die Gleichungen:

Deodorant + Rheumamittel + Nikotin = ??

Oder

Deodorant + Rheumamittel + Nikotin + Hormonpräparat = ??

Oder

Deodorant + Aluminium + Rheumamittel + Nikotin + Hormonpräparat + Schmerzmittel + Blocker + Blei + Putzmittel + falsche Ernährung = ??

Wie soll dieses Ergebnis dann enden?

Über 2000 Patienten wurden befragt und untersucht:

Bei allen Patienten wurde die Blutsenkungsgeschwindigkeit gemessen.

Die Blutsenkungsgeschwindigkeit ist ein Maßstab für die entzündliche Reaktionslage des Organismus. Sie ist für die Früherkennung von entzündlichen Erkrankungen ein sicherer Frühhinweis auf beginnende und eingetretene Störungen.

Ergebnis:

Fast alle Patienten hatten eine erhöhte Blutsenkungsgeschwindigkeit, bis auf einige wenige Patienten, deren Reaktionsverhalten durch Fremdstoffe wie Pentachlorphenol oder Schwermetalle blockiert war.

Hierbei konnte festgestellt werden, daß eine gewisse Gesetzmäßigkeit zwischen dem Zeitraum der Belastung durch Deodorantien und der Höhe der Blutsenkungsgeschwindigkeit bestand:

Patienten, die seit einigen Jahren Deodorantien benutzten, hatten im Schnitt eine leichte bis mittelgradige Erhöhung der BSG (z.B. 17 / 34).

Patienten, die ca. zehn Jahre die Deodorantien benutzten, hatten im Schnitt eine mittelgradige bis hohe BSG (z.B.30/60).
Patienten, die über zehn Jahre die Deodorantien benutzen, hatten im Schnitt eine hohe bis überhöhte und zum Teil nicht mehr meßbare BSG (60/110, 90/ nicht meßbar).

Da viele Hausärzte für die Erhöhung der Blutsenkungsgeschwindigkeit vielfach keine Erklärung hatten, gaben sie den Patienten den Rat, sich damit abzufinden:

Eine folgenträchtige, schlimme Entscheidung für den Patienten!

Erklärung :

Entzündungsreaktionen laufen bevorzugt im sauren Milieu ab.

Die Überprüfung der verschiedensten Deodorantien mit Indikatorpapier hat ergeben, daß diese im Mittel bei einem pH-Wert von 4 bis 6,5, teilweise sogar bei pH 3, also im sauren Bereich, liegen.

Die Deodorantien werden in den Achselhöhlen aufgebracht. Hier werden sie von den Lymphzentren aufgenommen und über die Lymphbahnen den Zellen des Körpers zugeführt. Sie bewirken eine flächendeckende Säuerung und Schädigung des Körpers und bilden damit eine Basis für alle infektiösen und nicht infektiösen Entzündungsreaktionen, Abwehrschwäche, Entkalkung der Knochen, die in der klassischen Schulmedizin unter die Begriffe

Rheuma und Allergie

eingeordnet werden. Dieses kann für den Patienten furchtbare Krankheitsfolgen haben.

Beachten Sie nun bitte:

Wir haben bei diesen Ausführungen bisher nur über die

Säurewirkung der Deodorantien

gesprochen.

Hinzu kommt jetzt noch die zum Teil schwer

toxische Wirkung der übrigen Inhaltsstoffe!!

Enthalten die Deodorantien noch Aluminium, kommt es zur

Aluminium-Intoxikation.

Aluminium ist ein Phosphaträuber und führt zur Osteomalazie, einer schweren Knochenerweichung mit Deformierung der Knochen. Aluminium kann bei diesen Patienten oftmals im Blut nachgewiesen werden.

Aluminium und Säureanteile der Deodorantien können zu Schäden in allen Geweben führen.

Aluminium wird auch bei Patienten im Blut gefunden, die unter der **Alzheimerschen** Erkrankung leiden. Sollte im Gebrauch der Deodorantien die Ursache für diese schreckliche Erkrankung liegen?

Ebenso konnte ich im Blut von Kranken mit **Morbus Bechterew** Aluminium nachweisen.

In welchen Produkten ist Aluminium enthalten?
Bevorzugt in Deodorantien.
Zahlreiche aluminiumhaltige Verpackungen.
Aluminiumhaltige Betonfertigteile.
Antacida (Säurebindende Medikamente).

Die Wirkungsweise des Aluminiums im Körper kann anhand der Antacida erläutert werden: Sie ist die klassische Therapie bei erhöhter Produktion von Salzsäure im Magen. Salzsäure wird zur Verarbeitung von Eiweiß aus der Nahrung benötigt. Da Salzsäure im Magen durch Antacida gebunden wird, wird der Magen gleichzeitig zur erhöhten Produktion angeregt. Schließlich kommt es durch den vermehrten Salzsäureanfall zum Ulcus und Magenkrebs.
Die erhöhte Aluminiumzufuhr führt jedoch auch zur Bindung von Säuren in anderen Stoffwechselbereichen und zur Alkalisierung der Gewebe, schließlich zur Verseifung. Calcium wird aus seiner Verbindung mit Phosphat gedrängt. Aluminium-Phosphat entsteht und lagert sich in die Knochen ein. Das Röntgenbild zeigt den »Aluminiumknochen«: milchglasartig, transparent durchscheinend. Eine vermehrte Bildung von alkalischer Phosphatase setzt ein, die hier ihre Ursache hat. Knochenkrebs ist die Folge!

WAS IST RHEUMA?

Rheuma heißt der fließende Schmerz. Er kann an jeder Stelle des Körpers, insbesondere an Gelenken, der Wirbelsäule, im Bindegewebe, in den Muskeln zu den verschiedensten Tages- und Nachtzeiten auftreten.

Über Ursache und Wirkung sagt dieser Begriff nichts aus.

Die klassische Schulmedizin gibt zu, daß die eigentliche Ursache des rheumatischen Geschehens vorerst noch nicht bekannt ist.

Trotzdem werden in der sogenannten Basistherapie diese Erkrankungen mit Präparaten behandelt, deren Wirkungsmechanismus nicht bekannt oder nicht vollständig bekannt ist.

Eine seltsame Logik:

Eine Erkrankung – Rheuma –, deren eigentliche Ursache nicht bekannt ist, wird mit Medikamenten behandelt, deren Wirkungsmechanismus nicht bekannt oder nicht vollständig bekannt ist. Die schweren Nebenwirkungen und Folgeschäden werden toleriert.

Das ganze Paket wird als »wissenschaftlich anerkannt« bezeichnet und von den Kassen finanziert!

WAS IST ALLERGIE?

Über diesen Krankheitsbegriff habe ich bereits berichtet.

Allergie heißt nichts anderes, als daß dieser Mensch, der eine Allergie hat, anders reagiert als naturgemäß.

Über Ursache und Wirkung sagt dieser Begriff nichts aus. Doch ist er wissenschaftlich anerkannt, und alles, was wissenschaftlich anerkannt ist, ist, ebenso wie Rheuma, wie ein Dogma abgesichert und wird finanziert.

Seit 1976 habe ich in meiner Praxis in zunehmendem Maße feststellen können, daß oftmals die **Ursachen** dieser Erkrankungen – nämlich Rheuma und Allergien –

Vergiftungen

sind.

Das Krankheitsbild der Allergie hat sich nach meinen Erfahrungen aus meiner Praxis geändert. Da oftmals der Körper nicht mehr in der Lage ist, Abwehrstoffe zu bilden, lagern sich die Gifte in die Gewebe ein. Neue Kontaktstoffe reagieren mit den eingelagerten Giften direkt oder bei »Energieeinstrahlung«.

Die allergische Reaktion wird »gezündet«!

Es reagieren also die bereits in die Gewebe eingelagerten Gifte mit den verschiedensten Kontaktstoffen. Es müssen daher nicht Hunde und Katzen
abgeschafft werden,

**sondern der Patient muß entgiftet und die
Abwehrleistung des Körpers gekräftigt**

werden. Dann kommt es mit den Kontaktstoffen
nicht zur Reaktion. Der Patient kann anschließend
so oft mit Hund und Katze Kontakt haben, ohne
daß es zur sogenannten allergischen Reaktion
kommt, da die im Gewebe eingelagerten Gifte
nicht mehr vorhanden sind.

Das bedeutet auch, daß die langjährigen und kost-
spieligen Desensibilisierungen, z.B. gegen Hunde
und Katzen, nicht erforderlich sind.

**Als Vergiftungsquelle stehen auch hier an erster
Stelle die in die Gewebe eingelagerten Deodorantien, wobei aluminiumhaltige Deodorantien
besonders kritisch zu bewerten sind.**

Wir sollen in unserem Lande

**20 Millionen Rheumakranke
25 Millionen Allergiekranke**

haben!?

Ich frage erneut:

Wo sind die Wächter der Gesundheit unseres Volkes?

Bis jetzt haben wir aus dem kosmetischen Bereich nur über Deodorantien gesprochen.

Wie sieht es aber mit den übrigen Kosmetika aus?
Wie:

Haarspray
Haarwasser
Haarfärbemittel
Haarfestiger
Haarlack
Gesichtswasser
Mundwasser
Rasierwasser
After shave
Zahnpasten
Body-Lotion
Badezusätze
Creme der verschiedensten Art
Parfüme
Po-le feucht
Pilzspray
usw., usw…

Diese Produkte werden auf die Haut oder Schleimhäute aufgebracht, dringen durch die Poren in den Körper ein und das

Stunde für Stunde
Tag für Tag
Woche für Woche
Monat für Monat
Jahr für Jahr.

Sicherlich wird ein Teil wieder ausgeschieden. Aber ein großer Teil wird in die Gewebe eingelagert und führt nach einer gewissen Zeit zu einer schweren Gesundheitsbelastung.

Bedenken Sie:

Die Chemie ist stärker als die Rohstoffe der Natur!

Gemessen an meinen wisschaftlichen Untersuchungen meiner Patienten werden diese Produkte von über

90% der Bevölkerung

bereits jahrelang benutzt.

Die wenigen Menschen, die keine Kosmetika nehmen, können vernachlässigt werden, da sie aus ihrer Umgebung, in der Familie und am Arbeitsplatz, ebenfalls mit all diesen chemischen Stoffe »eingedampft« und damit geschädigt werden, wie wir dieses auch bei den Passivrauchern kennen.

Wir können daher von einer Belastungsquote von

100% der Bevölkerung

sprechen.

Für den kranken Menschen ist daher die erste und dringendste Behandlungsmaßnahme:

Alle Kosmetika absetzen.

PUTZ- UND REINIGUNGSMITTEL

Was hat die Industrie noch alles zu bieten?

Putz- und Reinigungsmittel für:

Böden
Teppich
Wände
Fenster
Tisch
Toiletten
Geschirr
Wannen
Becken
Autos
Desinfektion
Hände
Silber
Schrank
Herd
Fliesen
usw.

und was für feine Sprüche auf den Verpackungen
stehen:

frische Sauberkeit
für die gute Küche
natürlicher Glanz
mit reiner Seife
strahlender Glanz

77

leistungsstark
Frisch und gut
Natürlich und rein
strahlend und kraftvoll

»Gute Sprüche« schaffen Vertrauen, so daß diese Produkte im guten Glauben an deren Unschädlichkeit gekauft werden:
Hier wird uns doch nur die Natur und eine gute Lebensführung suggeriert um des

»Mammons willen«!

Warum glänzt das Geschirr?

Ganz einfach:

Weil noch ein Film Ihres Spülmittels auf der Oberfläche haftet.
Und handelt es sich auch nur um Spuren. Sie haben diesen

Tag für Tag
Woche für Woche
Monat für Monat
Jahr für Jahr

mit Ihrer Suppe, Ihrem Gemüse, Ihren Kartoffeln, Ihrem Fleisch mitgegessen und in Ihren Getränken aufgenommen.

Warum glänzt Ihre Badewanne?

Ganz einfach:

Weil noch ein Film Ihres Putzmittels auf der Oberfläche Ihrer Wanne haftet.
Im heißen Wasser löst sich dieser Putzmittelfilm, und Sie baden nun zwar in einer verdünnten Lösung Ihres Putzmittels, aber dieses

Tag für Tag
Woche für Woche
Monat für Monat
Jahr für Jahr

und nehmen diese Stoffe durch die Poren Ihrer Haut auf und inhalieren deren Dämpfe über die Atemwege.

Wie ist es mit den verschiedenen anderen Produkten?

Nehmen wir einmal Teppich-, Fenster-, Toiletten- oder Fliesenreiniger:

Immer und immer wieder entstehen Dämpfe, die Sie über Ihre Geruchsorgane, über Ihre Haut und Schleimhäute aufnehmen und über Ihre Lunge inhalieren.

Oder Sie sitzen täglich am Schreibtisch:

Täglich wird er geputzt!

Haben Sie schon einmal darüber nachgedacht, aus welchem Grund er so glänzt, und mit welchem Putzmittel er gereinigt wird?
Sie fassen den Schreibtisch an, legen Ihre Akten

darauf, und durch die Poren Ihrer Hände nehmen Sie diverse Anteile des Putzmittels in den Körper auf. Eventuell riecht der schön geputzte Schreibtisch recht intensiv. Sie können den Geruch wahrnehmen, da von der Oberfläche noch Dämpfe abgegeben werden.
Diese nehmen Sie jedoch täglich in Ihren Körper auf:

Tag für Tag
Woche für Woche
Monat für Monat
Jahr für Jahr

Und nun betrachten Sie mit mir kritisch folgende Situation:

Wir haben auf dem Markt Putzmittel, die

Glyzerin

enthalten. Glyzerin ist ein dreiwertiger Alkohol und Bestandteil der Fette. Fett ist chemisch eine Verbindung aus:

Glyzerin + Fettsäuren (3) = Fett

Glyzerin ist farblos, geruchlos, ölig, klar, mit süßlichem Geschmack und ausgezeichnet in Wasser löslich. Ein Molekül Glyzerin bindet drei Moleküle Fettsäuren gleicher oder verschiedener Art.

Es gibt nun Putzmittel auf dem Markt, die Glyzerin enthalten und wegen ihrer ausgezeichneten Putzwirkung bevorzugt gekauft und im Haushalt verwendet werden.

Außerdem ist es ausgezeichnet wasserlöslich und wird daher leicht vom Körper aufgenommen.

Bedenken Sie daher:

Sie haben mit diesen Putz- und Reiningsmittel direkten Hautkontakt. Per Diffusion durch die Haut und per Inhalation durch die Atemwege nehmen Sie diese Putz- und Reinigungsmittel und deren Dämpfe, und damit das Glyzerin auf.

Sie nehmen damit Glyzerin auf,

Tag für Tag
Woche für Woche
Monat für Monat
Jahr für Jahr,

das Ihnen die wichtigen ungesättigten Fettsäuren der Naturöle, wie z.B. Olivenöl, Sonnenblumenöl, Distelöl, Weizenkeimöl und auch das lebenswichtige Vitamin E bindet. Es entstehen **Fette.**

Die Verfettung tritt gekoppelt mit schweren Stoffwechselstörungen ein.

Über 100 Fälle wurden bisher von mir erfaßt. Die Patienten putzten mit glyzerinhaltigen Putz- und Reinigungsmitteln ihre Wohnung oder ihren Arbeitsplatz. Die ersten Krankheitszeichen wie

Müdigkeit, Leistungsschwäche, Schlafstörungen traten bereits nach wenigen Wochen auf.

Nach wenigen Monaten begannen die ersten rheumatischen Beschwerden: wechselnde Schmerzen in allen Gelenken, Muskelschmerzen, Schmerzen im Bindegewebe, besonders in den Belastungsbereichen.

Viele Patienten waren zuvor bereits mit Präparaten wie

Cortison,
Diclofenac,
Schmerzmittel wie Salicyl**säure**
aromatisch bzw. heteroaromatisch substituierte Essig- und Propion**säuren**

ohne Erfolg behandelt worden, als sie zu mir in die Praxis kamen. Sie zeigten das typische Bild des rheumatischen Formenkreises mit Abwehrschwäche und einer schweren vegetativen Dystonie, Leistungsschwäche und depressivem Verhalten.

Welche chemischen Reaktionen laufen zwischen Glyzerin und den folgenden Schmerz- und Rheumamitteln ab:

Glyzerin + Salicyl**säure**(3)= Katastrophe?

Glyzerin + Essig**säure**-Derivate(3) wie
          Indometacin (Amuno)
          Sulindac (Imbaral)
          Tolmetin (Tolectin)

Diclofenac (Voltaren)
    = Katastrophe?

Glyzerin + Propion**säure**-Derivate(3) wie
    Ibuprofen (Brufen)
    Ketoprofen (Orudis)
    Naproxen (Proxen)
    = Katastrophe?

Wie reagieren die weiteren Antirheumatica. wie:

Glyzerin + Phenylbutazon (Butazolidin,
    Demoplas,
    Elmedal
    ect.)
    = Katastrophe?

Glyzerin + Oxyphenbutazon (Imbun,
    Phlogase,
    Phlogont,
    Tanderil,
    Phlogistol)
    = Katastrophe?

Und das große Verwirrspiel:
Für eine Substanz gibt es viele Namen!

Fest steht und ist wissenschaftlich begründet:

Glyzerin ist eine sehr reaktionsfreudige Substanz.

Patienten, die mit glyzerinhaltigen Putz- und Reinigungsmitteln in Kontakt kamen, zeigten das typische Bild des rheumatischen Formenkreises, eine ausgeprägte Abwehrschwäche mit Infektanfälligkeit besonders bei Kindern und einer schweren vegetativen Dystonie mit Leistungsschwäche und depressivem Verhalten.

Es lag eine komplette Stoffwechselblockade vor, die durch keine einzige meiner naturheilkundlichen Therapien durchbrochen werden konnte.

Der gesamte Körper war wie imprägniert.

Da durch Glyzerin auch die Abwehrmaßnahmen des Körpers geschwächt werden, wird der Körper zum Freiwild für Infektionen.

Nach meiner wissenschaftlichen Erkenntnis an den Patienten meiner Praxis liegt genau hier die Ursache für

schwere Immunerkrankungen,
m.E. auch für Aids.

Überprüfen Sie einmal, in wieviel Kosmetika ebenfalls Glyzerin enthalten ist!

Ein kleiner Versuch –
machen Sie ihn:

Nehmen Sie je ein halbes Glas Glyzerin und ein halbes Glas Wasser und mischen Sie diese. Glyzerin ist ausgezeichnet wasserlöslich.
Wir haben Herbst oder eine andere Jahreszeit. Sie wollen ein Blatt imprägnieren und die Farbe

erhalten. Also tauchen Sie das Blatt in diese Wasser-Glyzerin-Lösung.
Hiermit imprägnieren Sie dieses Blatt. Jeglicher Stoffwechsel wird blockiert.

Das Blatt zerfällt nicht mehr. Form und Farbe werden erhalten.

Und genau dasselbe passiert mit Ihrem Körper, wenn Sie glyzerinhaltige Putz- und Reinigungsmittel und Kosmetika verwenden.

Sie werden zur

lebendigen Mumie

mit vielen schweren Erkrankungen.

Zunächst wehrt sich der Körper aus »Leibeskräften« gegen das Gift und versucht, die Giftstoffe zu vernichten. Schmerzreaktionen und Entzündungen treten auf. Langsam erlahmt seine Abwehrkraft, er wird durch die Gifte besiegt. Die Leistungsschwäche tritt ein. Der Körper wird müde und matt, und so fühlen Sie sich auch. Überall treten wechselnde Schmerzreaktionen auf.

Bedenken Sie:

Glyzerin ist sehr reaktionsfreudig und geht auch mit anderen Säuren und Stoffen chemische Verbindungen ein, die den Körper schwer belasten.

Nehmen wir die **Essigsäure** (= Essig):

Wir benutzen sie in der Küche, aber auch in verschiedenen Konzentrationen und in beachtlichen Mengen zum Putzen. Durch Kontakt und Inhalieren gelangt die Essigsäure in den Körper. Essigsäure reagiert nun mit Glyzerin zu einem neuen chemischen, körperfremden Substrat, das diesen erheblich belastet.

Liegt hier die Ursache für Multiple Sklerose?
Meine Erfolge sagen: Ja.

Liegt hier auch die Ursache für Parkinson, Alzheimer, Neuropathien?
Meine Beobachtungen sagen: Ja.

Glyzerin reagiert jedoch auch mit den Aminosäuren: Schwere Eiweißmangelerkrankungen mit Schädigung der Nerven, Knochen und Organsysteme entstehen.

Wie sind die Zusammenhänge?

Acetylcholin ist für die Impulsüberleitung von Nerv zu Nerv erforderlich. Es wird aus Cholin und aktivierter Essigsäure im Körper gebildet.

Wird vermehrt Glyzerin im Körper aufgenommen, bindet dieses die Essigsäure.
Es steht nun zu wenig Essigsäure dem Körper zur Verfügung, um mit Cholin Acetylcholin zu bilden.

Wird vermehrt Glyzerin in den Körper aufgenommen, führt dieses auch in anderer Hinsicht zur perfekten Stoffwechselkatastrophe, da Glyzerin die

Aminosäuren,

die Bausteine der Proteine (Eiweißstoffe),
bindet:

Glyzerin + Aminosäuren(3) = Schwere Eiweißmangelerkrankungen:
Osteoporose, Organ- und Nervenerkrankungen
schwersten Grades.

Nun rechnen Sie noch die Deodorantien, Niko-
tinsäure und die Säuren der Antirheumatica. dazu.

Ein furchtbares Ergebnis!

Wird vermehrt Essigsäure im Körper aufgenommen, wird zunächst vermehrt Cholin zur Bildung
von Acetylcholin verbraucht. Ein Cholinmangel tritt
ein und damit eine Unterproduktion von Acetylcholin.

Wird vermehrt Glyzerin und Essigsäure im Körper aufgenommen, laufen beide Reaktionen gleichzeitig ab.

Da zu wenig Acetylcholin als Überträgerstoff für
die Nervenimpulse zur Verfügung steht, wird die
Reflexsteuerung verzögert.

**Die Muskelschwäche – die typische Symptoma-
tik der MS – baut sich auf.**

Für den kranken Menschen ist daher die zweit-
wichtigste Behandlungsmaßnahme:

Alle nicht naturgemäßen Putz- und Reinigungsmittel absetzen.

Bedenken Sie:

Die Chemie ist stärker als die Rohstoffe der Natur!

Ich weiß, es ist hart, die Wahrheit zu erfahren. Aber
wir haben keine andere Wahl und Chance, wenn
wir nicht in eine

tragische Krankheitskatastrophe

einmünden wollen. Lesen Sie bewußt mein Buch,
und wenn Sie mit mir einig sind, dann zögern Sie
nicht, konsequent Ihr Heim, Ihren Arbeitsplatz,
Ihren Lebensraum zu sanieren.

**Werden Sie gesund, um Freude und Spaß am
Leben zu haben.**

**Dann können Sie spielerisch Leistung bringen.
Dann gibt es keinen Streß. Wachsen und Auf-
blühen ist ein Grundprinzip der Natur. Nur wenn
wir leistungsschwach sind, empfinden wir die
Arbeit als Belastung, als Streß.**

**Ich zeige die Ursachen auf und werde Ihnen den
Weg zur Gesundheit weisen.**

Sie sollen die Krankheit verlassen.

Sanieren Sie Ihren Lebensraum!

FLEISCH UND TIERISCHE PRODUKTE

Waren Sie einmal in einer Massentierhaltung?

Gehen Sie hin.

Es ist das KZ der Tiere!

Ich war dort: Hühner, Schweine, Kühe.

Mit einem schweren seelischen Schock habe ich diese grausamen Stätten verlassen.

Seit 1976 habe ich die Lebensgewohnheiten meiner Patienten erfaßt:

Der Markt und die Werbung bieten den Menschen Fleisch und tierische Produkte an. Und so ist auch die Verhaltensweise der Menschen: Sie bevorzugen Fleisch und tierische Produkte.

Gehen wir in die Gaststätten: Das Steak steht im Vordergrund. Dazu gibt es ein kleines bißchen Gemüse oder einen kleinen Salatteller.

Gemessen an meinem Patientengut ernähren sich ca. **90 %** der Menschen bevorzugt von:

Zucker – Brötchen – Schweinefleisch

Wie sieht es nun in der Natur aus?

Ganz einfach:

Das Tier frißt die Pflanze, und wir essen den **»Abschaum des Todes, die Leichenteile«.** Verzeihen Sie mir diese harte Ausdrucksweise. Aber ich möchte diesen Satz so stehen lassen. Er soll zum Nachdenken anregen.

Ein Pferd wird groß, schön und spritzig durch die

Pflanze, den Hafer.

Ein Kind vervielfältigt sein Gewicht durch den

Haferbrei, den Möhrenbrei, den Apfelbrei.

Warum kehren wir nicht direkt zur Pflanze zurück, die uns die volle Lebenskraft gibt?

Für den **kranken Menschen** sind diese Gesichtspunkte von entscheidender Bedeutung. Die Endabbaustufen von Fleisch und tierischen Produkten sind bevorzugt Säuren, aber auch Leichengifte wie Indol, Skatol, Putrescin. Viele unserer heutigen Erkrankungen sind **Säurekrankheiten,** die besonders durch permanente Überlastung mit säurehaltigen und säurebildenden Produkten im Körper zustandekommen. Aus Überlastung durch den Genuß von Fleisch und tierischen Produkten werden Erkrankungen ausgelöst oder verstärkt.

Daher lautet für den kranken Menschen meine dritte wichtige Behandlungsempfehlung:

Alle Fleisch- und tierischen Produkte muß der kranke Mensch meiden.

Auch Sahne, Butter, Milch, Quark, Käse, Sauermilch, Eier, Fisch, also alles vom Tier?
Für den Kranken gilt:
Wer gesund werden will: Ja, leider alles.

Dagegen bietet die Pflanze hochwertige Urkraft für Mensch und Tier.

Ich selbst bin auf dem Lande groß geworden. Jeden Tag kräftige Milch und Milchprodukte von der Kuh legten die Basis für eine gesunde Zukunft.

Allerdings waren die Tiere damals gesund. Das Futter der Tiere enthielt keine Schwermetalle und sonstigen belastenden Stoffe wie Düngemittel, Spritzmittel. Die Massentierhaltung gab es noch nicht.

Bedenken Sie einmal:
Der tiefste Punkt bei der Kuh ist der Euter. Schwermetalle, Düngemittel, Spritzmittel und andere belastende Umweltgifte bilden komplexe Moleküle, die im Tierkörper über die Lymphbahnen besonders in den Euter absinken. So bekommen Sie leider in der Milch und deren Folgeprodukten die höchste Schadstoffkonzentration, die für den kranken Menschen besonders gefährlich wird. Rheumapatienten waren erst behandlungsfähig, nachdem Sie auf die Milch und Milchprodukte ganz verzichteten.

Werden jedoch

alle Kosmetika
alle Putz- und Reinigungsmittel
alle tierischen Produkte

ausgeschaltet, wird der Patient, nachdem schwere Stoffwechselblockaden vorlagen, behandlungs-fähig und kann vielfach auch durch eigene Behand-lung zu Hause in wenigen Wochen bereits eine deutliche Besserung erzielen.

Gesundheit aus dem Küchenschrank ist daher der Gesundheitsweg, der die Sanierung von Haus, Hof und Arbeitsplatz vornimmt, der Ihnen viele Mühen und Kosten erspart und Sie und Ihre Fami-lie gesund und wieder glücklich macht.

WIE SIEHT ES MIT DER GESUNDHEIT UNSERER KINDER AUS?

Haben unsere Kinder noch eine Zukunft?

Haltungsschäden und Fehlatmung werden bereits jetzt als

Berufskrankheit

unserer Kinder und Jugend bezeichnet.

98 % der 10-jährigen sind heute von **Zahnkaries** (Karies = Fäulnis) befallen.

Ich frage Sie:
Wie aber sieht der übrige Körper aus, wenn der härteste Bestandteil – der Zahn – bereits verfault.

Jedes vierte Kind ist **zu dick.**
Bei 40 % oder mehr der Jugendlichen sind **Haltungsschäden** festzustellen, ebenso die Millionen **verbildeter Füße.**

Ich habe die Jugendlichen, die in meine Praxis kamen, besonders eingehend befragt: Ich habe nicht einen einzigen jungen Menschen gefunden, der keine Deodorantien und sonstigen Kosmetika benutzte. Dazu rauchten die meisten Jugendlichen und aßen Süßigkeiten.

Dazu kommt weiterhin, daß sie sich in der von Putzmitteln »geschwängerten Luft« der Familie, Schulen und Sporthallen aufhalten!

Ich frage Sie, welches Ergebnis bringt folgende Gleichung:

Deodorantien + Nikotin + Putzmittel + Süßigkeiten = ??

Was haben diese Kinder und Jugendlichen für eine Zukunft?

Im kindlichen Organismus reagiert jedes Gewebe höchst empfindlich auf einen formgebenden Reiz. Eine gute Haltung, gutes Aussehen, Selbstbewußtsein, gesunde Zähne, kräftige Füße sind das Ergebnis einer bewußt gelenkten Erziehung im Interesse des Kindes, inbesondere aber auch eines sorgfältigen Schutzes gegen die massive Reizüberflutung durch Zivilisationsgifte.

Haltungsschwäche, Haltungsfehler, Zahnkaries sind typische Zivilisationserscheinungen.
Sie sind Folgezustände

1. energiearmer, denaturierter Kost. Der Körper kann nur soviel Leistung bringen, wie ihm Energie zur Verfügung steht.

2. der Belastungen durch Umweltgifte, insbesondere Kosmetika und Putz- und Reinigungsmittel, die den Stoffwechsel blockieren und die Energieproduktion einschränken.

3. von Genußmitteln wie Nikotin, Zucker, Alkohol, Drogen.

4. von Bewegungsmangel, Bewegungsfaulheit und der damit verbundenen Fehlhaltung und Fehlatmung.

Körperliche und geistige Bewegung ist aber die Voraussetzung, daß

Entwicklung
Wachstum
Reifung

des kindlichen Organismus zur vollen Entfaltung kommt.

Unser Exportprodukt ist der »Geist«.

Was wir jedoch in den vergangenen Jahren in den Familien und Schulen geleistet haben, hat mit einer gesunden Familie und einer gesunden, leistungsfähigen Schule nichts mehr zu tun.

Wo haben wir gesunde Familien?

Wo haben wir eine gesunde Schulpolitik mit kleinen Klassen, um unsere Kinder

richtig erziehen
richtig führen
richtig lenken und leiten
richtig trainieren
richtig schützen

zu können?

Einer kranken Jugend nehmen wir, die Erwachsenen, die Chance für eine gesunde Zukunft und müssen uns eines Tages die bitteren Vorwürfe unserer Kinder gefallen lassen:

**sie nicht erzogen,
nicht richtig trainiert und
sie nicht vor den Umweltgiften geschützt zu haben.**

Eine kranke Jugend wird niemals geistiger Träger unseres Volkes werden können.

Eine kranke Jugend wird auch niemals unsere hohen volkswirtschaftlichen Leistungen erhalten können.

Lehrer und Schüler sind heute durch die Belastung der Umwelt gleichermaßen überreizt und zum Teil auch bereits erkrankt. Wieviel kranke Lehrer gibt es? An meiner Praxis gemessen ist hier der höchste Krankenstand!

Klassen mit über dreißig Kindern sind nicht vertretbar. Benötigt der Lehrer oft eine viertel oder eine halbe Stunde, um die überreizte Klasse zur Ruhe zu bringen, so kann er im restlichen Viertel den Kindern den Lehrstoff erschöpft nur noch zum »Fraß« vorwerfen. Wer ihn »frißt«, und wer Eltern hat, die zu Hause helfen können, kommt mit. Die übrigen Schüler bleiben mit dem Gefühl der ungerechten Behandlung durch diese Situation und voller Aggression auf der Strecke. Zumeist handelt es sich dabei noch um hochintelligente Kinder, die streng gefordert werden müssen, denn gerade die Intelligenz muß besonders intensiv trainiert und geführt werden.

Fehlreaktionen und Verhaltenweisen, die in die Kriminalität münden, erwarten uns, wenn wir nicht sehr rasch unsere Schulen wieder zu »Schulen mit Lehrern« im Sinne des Wortes machen.

Eine Klasse mit mehr als fünfzehn Kindern ist in unserer heutigen Zeit nicht mehr tragbar.

Wir haben genügend Lehrer auf der Straße und genügend Kapital, um die besten Schulen der Welt zu formen. Doch genau das Gegenteil geschieht!

Warum?

Wie muß eine gesunde Schule aussehen?

Klassenstärke höchstens fünfzehn Kinder.
Rauchverbot.
Kein Alkohol.
Keine Verkaufsbuden auf dem Schulhof.
Der Lehrer ist absolute Autoritätsperson und feinsinniger Freund und Kamerad.

Die Ernährungslehre baut auf der Pflanze auf. Sie ist die Basis einer gesunden Schule und muß in allen Fächern mitgelehrt werden.

In unserer Zeit ist das Wissen um die

Pflanze und
eine gesunde Ernährung

die Voraussetzung für eine gesunde Zukunft. Über
diesen Weg der permanenten Darstellung des
gesunden Lebens in der Schule, erfogt über die
Kinder die Rückwirkung auf die Familie, so daß
sehr rasch auch in der Familie ein Gesinnungswan-
del durch die Information über die Kinder eintritt:

Kinder erziehen ihre Eltern!

**Und nun sagen Sie mir nicht: Meine Ansichten
und Vorschläge seien autoritär oder dogma-
tisch.**

Wir haben über 300 Milliarden DM Krankheitskosten, und die Kosten steigen weiter!

**Wir haben nur eine einzige Wahl, nämlich zu
handeln!**

Die Familie und die Schule sind der Ansatzpunkt,
um zu einer gesunden Lebensführung zurückkehren zu können. Dazu gebe ich klare, einfache und
praktikable Vorschläge.
Wenn wir eine gesunde Zukunft unseren Kindern
sichern wollen, müssen wir gemeinsam an die
Arbeit gehen und die Kor-rektur vollziehen. Machen
Sie mit beim größten

**Sanierungsprojekt unserer Zeit,
der Sanierung unserer Familien und
Schulen.**

Und sagen Sie mir nicht: Wer soll das bezahlen?

Die ganze Welt wird mit unseren Milliarden »überzogen«. Und für unserer Kinder, Lehrer und Familien soll kein Geld dasein. Ist das nicht ein »Witz«! Ist es nicht ein Witz voller Tragik, wenn man bedenkt, daß es häufig Klassenstärken mit über dreißig Kindern gibt, und dieses sogar an konfessionellen Schulen!

Fünfzehn Kinder lassen sich in wenigen Minuten beruhigen, da der Lehrer unter ihnen und nicht vor ihnen steht. Sie sitzen am gleichen Tisch in einer Runde. Der Lehrstoff wird wieder in der Schule im Unterricht verarbeitet. Lehrer und Schüler haben nach der Stunde das befriedigende Gefühl, eine Leistung erbracht und nicht nur eine Pflichtübung durchgeführt zu haben.

Alle gesunden Lebensgewohnheiten können dem Kind im kleinen Kreise vermittelt werden, während bei ca. dreißig Schülern ein Kind vielleicht einmal in der Stunde oder nur einmal in der Woche oder überhaupt nicht aufgerufen wird. Bei fünfzehn Kindern ist jedes Kind mit dem Lehrer laufend im Gespräch.

Dieses Kind lernt.

Sportunterricht ist bei fünfzehn Kindern dynamisch. Bei dreißig Schülern darf das Kind vielleicht einmal den Bocksprung machen, obwohl es ihn gerne fünfmal machen möchte. Fünfmal den Bocksprung machen, ist Training. Ihn einmal zu machen, kann man vergessen.

In kleinem Kreise, bei fünfzehn Schülern, kann auf die Haltung geachtet werden. Jeder kann den anderen miterziehen. Bei fünfzehn Schülern ist ein Kind mit sozialem Fehlverhalten besser zu erziehen. Das soziale Verhalten der Gemeinschaft wird gestärkt. Bei dreißig Kindern geht dieses Kind verloren und wird von der Gemeinschaft eher ausgestoßen. Die Entwicklung zur Kriminalität wird programmiert.

Die Zukunft liegt im körperlichen und geistigen Training unserer Kinder durch die Familie und die Schule, das sie zu einer gesunden und ehrlichen Gesinnung und Lebenshaltung führt. Gleichbedeutend jedoch für eine gesunde Entwicklung ist der Schutz unserer Kinder und Jugendlichen vor Umweltgiften, da sie sonst keine naturgemäße Entwicklung nehmen können.

Ein krankes Volk hat keine Chance.
Einer kranken Jugend nehmen wir die Chance auf eine gesunde und glückliche Zukunft.

DAS »SPORTLERWRACK«
SPORT UND NATUR

Sport und Natur sind zwei Begriffe, die sich nicht trennen lassen. Sie gehören zusammen. Sie bestimmen

unser Leben
unsere Gesundheit
unseren Erfolg.

Wer im Wettkampf bestehen will, muß **sieben** wesentliche Elemente beachten:

1. Er muß seinen Körper bewegen und trainieren.
2. Er muß eine energiereiche Naturkost zu sich nehmen.
3. Er muß eine ausgefeilte Atemtechnik haben.
4. Er muß die Genuß- und Zivilisationsgifte meiden.
5. Er muß seinen Lebensraum sanieren.
6. Er muß auf seine Körpersprache hören.
7. Er muß seine seelisch-geistigen Kräfte in Einklang mit seinem Körper bringen.

Dann sind Sport und naturgemäßes Leben:

Schutz vor Überlastung
Schutz vor Verschleiß
Schutz vor Leistungsschwäche
Schutz vor Sportunfällen

Schutz vor Zivilisationskrankheiten

Diese Sportler werden niemals zum Sportlerwrack, da sie die Naturgesetze beachten und ein naturgemäßes Leben führen.

Wir benötigen eine bestimmte Menge Energie, um gesund leben zu können. Diese Energie holt sich der Organismus aus

dem Kosmos durch Sonnenenergie und Sauerstoff, der Erde in Form der Pflanze, Wasser und Salz.

Vollwertige kosmische und irdische Energie sind erforderlich, um im Stoffwechsel die optimale Lebensenergie zur körperlichen und geistigen Belastbarkeit zu produzieren.

Dieser Organismus hat eine

ausgeglichene Gewebespannung, optimale Durchblutung, kräftige Abwehrleistung, Harmonie im Reflexverhalten.

Dieser Sportler wird selten eine Verletzung haben.
Er wird schneller als sein Gegner sein.
Er wird dessen Foul entgehen.
Er hat durch seine

feinjustierte Körpersprache

einen optimalen Schutz gegen Überlastung und Verschleiß. Er wird das Training unterbrechen, wenn es sein Körper gebietet. Er wird immer hervorragend vorbereitet in den Wettkampf gehen. Sein Körper führt ihn zum Erfolg.

Subjektiv ist dieser Sportler:

**selbstbewußt, ausgeglichen,
lachend,
entspannt,
bereit und fähig zur Leistung.**

Worte wie wetterfühlig, nervös, abgeschlagen, verstopft, depressiv, sind ihm fremd.

Die Geherin Ingrid Adam kam mit 42 Jahren zu mir. Der Sportarzt hatte ihr als

»Sportlerwrack«

absolutes Sportverbot erteilt. Sie stellte nach meinen Kriterien ihr Leben um:

Sie eleminierte alle Kosmetika, Putz- und Reinigungsmittel und nahm nur noch Naturmittel.
Sie aß kein Fleisch und sonstige tierische Produkte mehr und lebte nach meinem Konzept nur von der Pflanze.

Sie trainierte nach den Kriterien des von mir entwickelten Reflexzonentrainings und Reflexzonenlaufes, perfektionierte nach meinen Vorgaben die Atmung.

Trotz einer doppelseitigen Gonarthrose mit Meniskusentfernungen, wurde sie zwei Monate später Deutsche Meisterin in 5 km Straße Gehen und konnte in den kommenden Jahren diesen Titel noch zweimal, sowie zahlreiche Titel in 10 km und 20 km Bahn und Straße erringen.

Je näher wir an der, oder noch besser in der Natur leben, desto größer sind unser Erfolg und unsere Freude im Leben und desto näher sind wir Gott.

Dann gibt es nur Menschen, die in tiefer Freude und tiefem Glück Spitzenleistungen vollbringen.

Das Kind, der Jugendliche und der Erwachsene können also ohne Gefahr für Leib und Seele Spitzensport betreiben, wenn sie die göttliche Ordnung der Natur beachten.

Als Sportarzt habe ich mit meinen Freunden viele Sportarten ausgeübt: Fußball, Handball, Fechten, Reiten, Bergtouren. Wir waren gesund. Verletzungen kannten wir kaum. Aber es gab auch keine Deodorantien und andere Kosmetika, schädigende Putz- und Reinigungsmittel, und wir lebten in erster Linie von der Pflanze.

Schauen wir einmal in die Bundesliga:

Ein Heer von Verletzungen! Der Spitzensportler muß fast wie ein Asket leben und muß die Zivilisationsgifte ausschalten. Sonst hat er keine Zukunft im Sport. Er muß

1. Energiearme, denaturierte Kost meiden.
2. Umweltgifte ausschalten.
3. Genußmittel wie Nikotin, Alkohol,
   Zucker, Drogen absolut meiden.

Ich behaupte, daß diese wichtigen Lebenskriterien im Spitzensport der Bundesliga zu wenig oder keine Beachtung finden.

Wie sieht nun der Gesundheitszustand unserer Kinder und Jugendlichen, der zukünftigen Leistungssportler aus?

In der Natur des Menschen liegt es, sich zu bewegen und sich durch dauerndes Training körperlich und geistig fit zu halten.

Bewegung ist eine unerläßliche Voraussetzung für Entwicklung, Wachstum und Reifung des kindlichen Organismus, und dieses besonders im Freien, in reiner und frischer Luft und bei energiereicher Kost.

Sport ist der Weg zur Gesundheit und nicht zum Sportlerwrack.

In der Natur gibt es keine Ruhe. Was sich nicht bewegt, wird schrumpfen und keine Zukunft haben. Wir werden in eine tragische Krankheitskatastrophe hineinlaufen, wenn wir nicht zu den Grundelementen der Natur zurückkehren.

Der Jugendliche

　im Auto,
　vor dem Fernseher,
　mit der Zigarette in der Hand

hat keine Zukunft, weder körperlich noch geistig.

Von der Bewegung machen gerade der kindliche und jugendliche Körper den stärksten Gebrauch. Das muß so sein, sonst können Entwicklung, Wachstum, Reifung nicht gedeihen, können sich

　Körper, Geist, Seele

nicht aufeinander abgestimmt optimal entwickeln und entfalten.

Wir stehen heute als Lehrer, Trainer und Ärzte vor der schwierigen Aufgabe, unsere Kinder und Jugend nicht nur erziehen, sondern auch vor den Zivilisationsgiften schützen zu müssen.

Sport und Natur, Bewegung und naturgemäßes Leben werden uns helfen, dieser schwierigen Aufgabe gerecht zu werden.

Wir müssen diese Aufgabe lösen, da unsere Kinder und Jugend geistige Träger unseres Volkes sein werden, und sie sonst keine Zukunft haben.

KREBS

Nach den Erfahrungen aus meiner Praxis haben wir einen steilen Anstieg der Krebsfälle zu verzeichnen. Ich habe nur wenige Krebsfälle behandelt, diese allerdings mit Erfolg. Daher fühle ich mich verpflichtet, meine Beobachtungen und Behandlungsform bekannt zu geben:

1. Als Hauptursache fand ich hier in allen Fällen die Deodorantien, Kosmetika, Putz- und Reinigungsmittel, an zweiter Stelle kam das Kohlenmonoxid, das die Atmung blockiert. Die Zelle erstickt im »Dreck«.

2. Die Krebszelle hat ihr Naturverhalten geändert. Sie bevorzugt nicht die Pflanze, sondern das tierische Produkt.

3. Die gesunde Zelle steht in Resonanz mit der Pflanze. Sie kann sich durch die reine Pflanzenkost regenerieren und stabilisieren. Daher sollte sich der Krebskranke ausschließlich von Pflanzenkost ernähren.

4. Durch das Tierfasten erhält die Krebszelle keine tierischen Nährstoffe mehr und trocknet ein.

5. Hat sich durch die Pflanzenkost und das Tierfasten die gesunde Zelle gekräftigt und regeneriert, ist deren Abwehrleistung so stark, daß sich Krebsmaterial nicht in die gesunde Zelle absiedeln kann.

6. Da die Krebszelle keine tierischen Nährstoffe mehr zugeführt bekommt, stirbt sie ab. Eine Metastasierung erfolgt nicht mehr.

7. Voraussetzung für das Gelingen dieser Behandlung ist, daß alle Kosmetika, alle Putz- und Reinigungsmittel, alle Fleisch- und tierischen Produkte, Konzentrate, Zucker, künstlichen Nährstoffe, salzhaltige Angebote abgesetzt werden und sich die Patienten auch wirklich nur von der Pflanze ernähren. Bei der Pflanze gibt es keine Einschränkungen. Wenn der Patient Hunger hat, kann er 10 Mahlzeiten am Tag zu sich nehmen. Sobald der Körper stabil ist und seine Mineralstoff- und Vitaminspeicher aufgefüllt hat, reguliert sich das Verlangen nach der Pflanzennahrung.

8. Die Patienten müssen möglichst zu allen Menschen auf Distanz gehen, die nicht nach diesen Kriterien leben, da die kleinste Dosis Gift, also Deodorant oder Putzmittel, sofort Rückschläge bringt. Bedenken Sie, daß der Körper übervoll mit »Dreck« ist, der sich über lange Zeit angesammelt hat. Jetzt bedarf es nur einer kleinsten Dosis dieses »Dreckes«, um die Fehlreaktion erneut zu zünden. Vergessen Sie nicht, auf Ihre Körpersprache zu hören. Dann liegen Sie immer richtig!

9. Sie müssen jeden Tag 2 bis 3 Liter Wasser in Form von Gemüse, Obst, Tee und natürlich auch reinem Wasser aufnehmen. Das Wasser darf keine Kohlensäure enthalten, da sie den Organismus zusätzlich dadurch säuern.

10. Meiden Sie langes Sitzen. Sie müssen den Körper in Bewegung halten, damit Sie eine gute Durchblutung haben und ausreichend Sauerstoff aufnehmen.

11. Wie ich beobachten konnte, ist das

Tiefseetauchen 5–10 m

für den Krebskranken ideal. Der Körper wird mit Sauerstoff intensiv durchflutet, und die Heilkräfte werden optimal aktiviert.
Keine ärztliche Sauerstoffbehandlung bringt diesen Erfolg, obwohl sie auch von Vorteil ist. Außerdem entgiften Sie hervorragend über die Haut und nehmen die Mineralstoffe und Spurenelemente des Meeres auf. Tauchen, sofern es der Kreislauf noch zuläßt, ist nach meiner Erfahrung die beste und dazu noch billigste Krebsbehandlung.
Das Tauchen bringt dem Krebskranken außerdem seelische Entspannung durch die Klarheit und Reinheit des Lebens im Wasser und gibt ihm geistige Kraft, seine Erkrankung zu überwinden.

12. Machen Sie das Tierfasten zur Basis Ihres Lebens, und beachten Sie die Mauch'sche Spirale.

13. Reinigen Sie Ihren Geist und Ihre Seele. Schauen Sie Ihr Leben an. Schauen Sie sich selber an. Sie werden erkennen, daß nicht die Materie der Sinn des Lebens ist!

SPANNUNG UND SPANNKRAFT
MIT DEN ROHSTOFFEN DER NATUR

Pflanze
Wasser
Salz
Öl

Das Leben ist gekennzeichnet durch die Spannung und Spannkraft der Gewebe.

Wir kennen in der Physik und Chemie die

mechanische
elektrische
elektronische
chemische
thermische
molekulare
atomare Spannung.

Diese Spannung ist die Voraussetzung für Bewegungsabläufe und Reaktionen in der Natur. Wir können auch sagen: Spannung ist Natur, und Natur ist Leben. In der Zelle wird die Energie produziert, um die Spannung der Gewebe zu erhalten. Dadurch können wir aufrecht gehen und stehen, können wir uns bewegen. Es ist jene Kraft, die die Spannung der Gewebe garantiert. Ohne Spannkraft gibt es keine Spannung, keine Natur und kein Leben. Im Tode erzeugt der Körper keine Spannkraft mehr. Er hat keine Spannung.
Er ist tot.

Die Chinesen haben diese einfachen Zusammenhänge bereits vor 5000 Jahren erkannt.
Für sie ist der Mensch gesund, wenn er eine aus-
gewogene Spannung in seinem Körper hat. Dann
produziert der Körper in seinen »Zellfabriken«
genügend Energie, um mit dieser Spannkraft die
Körperspannung zu regeln. Die Energie zirkuliert
nach den elektronischen Gesetzen, der Akupunktur, harmonisch fließend durch den Organismus.
Der Mensch ist dann in Harmonie.

Er ist gesund.

In der Krankheit sieht die chinesische Medizin
eine

Energieflußstörung,

die in jedem Organ und an jeder Stelle des Körpers
auftreten kann. Ist ein Energieüberschuß vorhanden, bildet sich die Entzündung aus. Ist zu wenig
Energie vorhanden, kommt es zum Verschleiß und
schließlich zur Arthrose. In beiden Fällen kann die
Funktion der Gewebe und Organe erheblich gestört sein.

Oder lassen Sie mich ein Beispiel aus der Sportmedizin aufführen:

Verhärtete Muskulatur zeigt eine überhöhte Spannung an. An der schmerzenden Stelle ist zuviel
Energie vorhanden. Der Muskel verkrampft.
Der Masseur versucht diese Überspannungen zu
lösen und die Energie zu verteilen. In der chinesi-

schen Medizin sprechen wir hier von einer Energieflußstörung durch Anstau von zuviel Energie.

Schlaffe Muskulatur zeigt eine zu schwache Spannung an. Es ist an dieser Stelle zu wenig Energie vorhanden. Die normale Muskelspannung kann nicht gehalten werden. Der Muskel ist schlaff. Der Masseur versucht, die Durchblutung zu fördern und durch sanfte Streichungen Energie zuzuführen. In der chinesischen Medizin sprechen wir hier von einer Energieflußstörung, die durch Mangel an Energie aufgetreten ist.

Lassen Sie mich noch ein Beispiel aus dem täglichen Leben bringen:

Führt der Rhein Hochwasser – zuviel Wasser-Energie ist vorhanden –, und kommt es zur Überschwemmung, dann kann es zu schweren Schäden in allen Lebensbereichen kommen.

Führt der Rhein zu wenig Wasser – zu wenig Wasser-Energie ist vorhanden –, können die Schiffe nicht fahren, und die Versorgung der Städte mit Gütern ist gestört. Der Grundwasserspiegel kann sinken. Die Versorgung wichtiger Lebensbereiche wird gestört, und schwere Schäden können auftreten.

Ein gesundes Leben und eine gesunde Natur sind dadurch gekennzeichnet:

Die Zelle erzeugt Energie von höchster Qualität mit Hilfe gesunder Rohstoffe der Natur, die dem Körper als Spannkraft zur Verfügung steht, um eine harmonische und ausgeglichene Lebensspannung der Gewebe und Organe zu garantieren. Dann wird die Funktion aller Systeme hervorragend ablaufen. Energieflußstörungen bzw. Erkrankungen haben keine Chance, unseren Organismus zu stören.

Sollte es jedoch zu Belastungen des Körpers kommen, ist dieser gerüstet, diese kurzfristig durch seine gesunde Abwehr- und Aufbauleistung überwinden zu können. Diesen Körper bezeichnen wir als

gesund.

GESUNDHEIT AUS DEM KÜCHENSCHRANK

Hippokrates, 460 v.Ch., lebte auf der griechischen Insel Kos und war Begründer der griechischen Heilkunst und der Ärzteschule von Kos.

Als einheitliches Wesen aller Krankheiten bezeichnete Hippokrates eine fehlerhafte Mischung der Körpersäfte infolge

falscher Lebensweise, falscher Ernährung.

Diese Lehrmeinung wurde Grundlage der heutigen, modernen Medizin.

Jeder Arzt legt den Eid des Hippokrates ab, die Gesundheit zu schützen und die Gebote des Hippokrates zu achten.

Wir haben jetzt über 300 Milliarden DM Krankheitskosten.

Ich frage Sie erneut:

Wo sind die Wächter der Gesundheit, die sich auf den Eid des Hippokrates gründen?

Helfen Sie mit!
Ordnen Sie Ihren Lebenraum!

Sanieren Sie Ihr Haus, Ihren Hof, Ihren Arbeitsplatz!

Ernähren Sie sich und Ihre Familie gesund!

Erziehen Sie Ihren Nachbarn, Ihren Kaufmann!

Ich zeige Ihnen als Arzt den einfachen und praktikablen Weg dazu. Gleichzeitig können wir dadurch in kurzer Zeit die gewaltigen Krankheitskosten, die uns in eine tragische Krankheitskatastrophe zu werfen drohen, um mindestens

100 Milliarden DM

abbauen. Ich habe bereits seit 1980 bewiesen, daß es nach dem Prinzip des Hippokrates möglich ist, ohne Schmerzmittel, Betäubungsmittel, Antirheumatica, Cortison und ähnliche Präparate, eine wirkungsvolle Heilkunst zu betreiben.

Gesundheit aus dem Küchenschrank muß unser gemeinsames Bemühen sein, um uns selbst und alle unseren großartigen technologischen Leistungen vor dem Untergang zu bewahren.

Der Weg zur Gesundheit geht nur durch die Familie.

Hier ist der Krankheitsverursacher. Daher muß die Mutter über eine gesunde Lebensführung aufgeklärt werden. Die Mutter hat das wirkliche Interesse, daß es den Kindern, dem Vater, den Tanten und Onkels, der Oma gut geht.

Ich habe über Jahre den Weg durch die Bürokratie mit größtem Einsatz versucht. Der Einsatz und

Kraftaufwand waren umsonst. Die Bürokratie ist durch Gesetze, Vorschriften, Auflagen, Schiedsrichter eingeengt. Sie kann höchstens Vergangenes bewahren und blockiert. Für eine schnelle Handlungsweise ist sie nicht geeignet. Diese ist jedoch jetzt dringend nötig, wenn wir nicht in eine

tragische Krankheitskatastrophe

abstürzen wollen.

Die Mutter ist der gute Geist, der Arzt, der Koch, die Seele der Familie. Hier ist der Ansatzpunkt für eine gesunde Zukunft unseres Landes.

Die Mutter hat es in der Hand, die Familie und damit unser Land in eine gesunde Zukunft zu führen. Daher widme ich dieses Buch der Mutter.

Haben Sie keine Sorge um die Kosmetik- und Putzmittelindustrie. Sie haben reichlich mit ihren Präparaten verdient. Es stünde ihnen gut zu Gesicht, dieses, unser gemeinsames Projekt wirkungsvoll zu unterstützen und mit mir den

Gesundheitstip für die Familie

zu verlegen und regelmäßig und kostenlos zu versenden.

Gesundheit aus dem Küchenschrank

Welche Produkte sollen in einem gesunden Küchenschrank sein?

Lassen Sie uns gemeinsam den Küchenschrank einrichten:

Dazu mache ich Ihnen zunächst einmal meinen Vorschlag, den Sie zu jeder Zeit ergänzen können. Über Ihre zusätzlichen Vorschläge werde ich mich immer freuen. Gemeinsamkeit macht stark. Außerdem kann ich auch von Ihnen noch lernen.

Meine Empfehlung:

die Pflanze
das Wasser
das Salz
das Öl

Pflanze

Gehen Sie im Wald spazieren, gehen Sie über eine bunte Blumenwiese. Welch wunderbar entspannendes Gefühl beschwingt uns!

Ich hatte das große Glück, in der Natur, am schönen Bodensee, aufwachsen zu können. Gefühle gehören zum Leben. Lassen Sie mich meine Gefühle in folgende Worte fassen :

Der Lebensbaum

Du bist ein wunderbarer Baum,
so groß und schön gewachsen.
Ein Baum, er wächst,
solang er lebt,
ein verwurzelt, wachsendes Wesen,

das sich, nach außen und innen,
oben und unten ausgestreckt,
geschmeidig wiegt im Winde.
So bist Du beständig und stark,
mein Baum,
gestellt in die Natur.
Ich halte mich fest an Deiner Rinde.
Ich schwinge mich empor an Dir,
setze mich auf einen dicken Ast
und laß mich wiegen
von Dir, mein allerliebster Baum,
ganz zart im luftigen Winde.
Wenn der Mensch gedeiht,
wie der Baum im Wald,
so hat er Kraft.
Gesund und klar im Leben
ist sein ganzes Streben.
Der Mensch ist geerdet
und wächst.
Er trägt den Samen des Lebens.
Er ist im Gleichgewicht
und erlebet nur Glück auf Erden.
Gedanken und Gefühle sind bei Dir,
mein Baum.
Du, mein geliebter Baum, hast Sonnenlicht
und bist verwurzelt tief in meinem Herzen.
Dein Stamm hat eine wunderbare Lebenskraft.
Du beflügelst meine Gedanken.
Unglaublich ist der Sehnsucht Macht.
Sie sprengt meine Gefühle im Herzen.
So dank ich Gott, daß er in des Frühlings Grün
gepflanzt hat diesen schönen Baum.
Ich setze mich auf seinen dicksten Ast
und lasse mich schaukeln im Winde,

und halte fest sein Glück und seine Liebe,
die Gottes Pflanzenpark mir hat beschieden.

Die Pflanze ist unser Freund und Partner.
Sie ist unser ergebener Diener.
Sie ist unseren Zellstrukturen angepaßt und
kann mühelos von unserem Organismus ver-
arbeitet werden.
Sie steht in Resonanz mit unserem Körper und
sagt ihm jeden Tag intuitiv, welche Pflanze er
zum Leben braucht.

Ich habe es schon für den kranken Menschen
gesagt:

Das Tier frißt die Pflanze, »und wir fressen die
Leichenteile«.

Warum gehen wir also nicht direkt zur lebenden,
kräftigen Pflanze, um gesund zu werden und meiden den schwerfälligen, gefährlichen Weg über
das Tier, das oftmals durch Zwangstierhaltung mit
Streßhormonen beladen, künstlich gezüchtet, uns
immer tiefer in die Krankheit führt?

Wir töten das Tier und essen sein totes Fleisch.

Das stimmt allerdings nicht ganz. Wir verändern
den Geschmack durch Braten und Würzen, sonst
würden wir kaum einen Bissen hinunterbekom-
men.

Es gibt nur einen Weg für den Kranken zur
Gesundheit:

Gehen Sie zurück zur Pflanze, wenn Sie gesund werden wollen.

Die Pflanze ist lebende Energie,

die wir in dieser hohen Qualität niemals vom Tier bekommen können, denn das Tier bezieht sie auch von der Pflanze.

Warum also den Umweg über das Tier gehen?

Welche Vorteile bietet uns die Pflanze?

Die Pflanze liefert uns eine Energieausbeute von 100%.

Wenn Sie die Möhren aus dem Boden oder den Apfel vom Baum ernten und direkt essen, haben Sie eine Energieausbeute von

100%.

Die Pflanze ist ein Sonnentransformator.

Sie nimmt Sonnenenergie auf, baut diese in die verschiedensten Wirkstoffe ein und steht uns in der täglichen Nahrung als Kraftstoff zur Verfügung.

Wir nehmen also Sonnenenergie nicht nur von außen über die Haut, sondern auch von innen, durch die Pflanze als Energielieferant, auf.
Die Pflanze ist in der Lage, das von uns ausgeatmete schädliche Kohlendioxyd aufzunehmen und mit Hilfe der Sonnenenergie durch die

Photosynthese

in Sauerstoff umzuwandeln.

Die Pflanze produziert Zucker, Fette, Eiweiß, sowie alle Wirkstoffe, die wir zum Leben brauchen:

Vitamine und Enzyme.

Die Pflanze nimmt Mineralien und Spurenelemente aus dem Boden auf und wandelt diese aus der anorganischen Form in die organische Form um, so daß der Körper sie verwerten kann.

Die Pflanze nimmt Wasser aus dem Boden auf und gibt dieses an den Menschen weiter.
Alle diese Zusammenhänge hat bereits Hippokrates erkannt. Er sagt:

Die Nahrung sei Eure Arznei.

Wie sollen wir nun die Pflanze verzehren?

Roh? Oder gekocht?

Mensch und Pflanze sind lebende Wesen. Seit Millionen von Jahren leben sie in Partnerschaft. Die Zellstrukturen, die Zellfunktionen und die Energieschwingungen haben sich exakt aufeinander abgestimmt. Lassen Sie mich ein kleines Beispiel bringen:

Das Chlorophyll der Pflanze und der Blutfarbstoff des Menschen haben die gleiche chemische Strukturformel, nur mit dem kleinen Unterschied, daß Chlorophyll als Zentralatom Magnesium und der Blutfarbstoff als Zentralatom das Eisen hat.

Sind das nicht phantastische und überzeugende Zusammenhänge!

Am wirksamsten ist daher die Pflanze in Ihrer Naturform als

Rohkost.

Es handelt sich um eine Frischpflanzenkost. Wir können dazu auch sagen: eine Frischzellenkost. Die rohe Pflanze ist eine richtige Frischzellentherapie. Wir müssen daher bei der Frischzellentherapie nicht auf das Tier zurückgreifen. Die Zelle der Pflanze ist viel hochwertiger als die tierische Zelle. Daher hat die pflanzliche Zelle einen wesentlich höheren Wirkungsgrad.

Leider sind diese Zusammenhänge nur wenigen Ärzten und Heilkundigen bekannt. Und nur Wenige können damit umgehen.

»Die Pflanze sei eure Arznei«, sagt Hippokrates. Sie soll daher möglichst

roh
unbehandelt
und unverfälscht

gegessen werden, damit die volle Kraft der Natur zur Wirkung kommen kann.

Kochen vernichtet die Pflanze mit allen Inhaltsstoffen. Niemand würde auf die Idee kommen, eine Hand in das kochende Wasser zu halten. Es wäre das Ende für diese Hand. Der Pflanze geht es nicht anders.

Die Verdauungsorgane vieler Menschen sind heutzutage durch viele Umweltgifte so geschwächt, daß sie Rohkost nicht mehr verarbeiten können. Es ist daher sinnvoll, die Pflanzen auf schwacher Flamme zu

dünsten,

damit die Zellulose-Außenschicht der Pflanze aufgesprengt wird und so die Inhaltsstoffe der Pflanze vom Darm besser verarbeitet werden können.
Außerdem wird dem Körper gleichzeitig durch das Dünsten der Pflanzen

Wärme

mit zugeführt, zumal viele Menschen an Untertemperatur leiden.

In diversen Büchern liest man, daß Rohkost zuerst, d.h. am Anfang der Nahrungsaufnahme, gegessen werden soll. Ich habe die Erfahrung gemacht, daß kranke Menschen dann die Rohkost oftmals nicht vertragen haben und über Gasbildung, Bauchdrücken, Aufstoßen, teilweise sogar Durchfälle klagten. Schließlich habe ich herausgefunden, daß diese Menschen mit Energie unterversorgt sind und daher die Rohkost nicht verarbeiten können.

Eine Versuchsreihe in meiner Praxis hat die Erklärung gegeben:

Ich ließ 200 Patienten die Körpertemperatur messen. Die Werte lagen zwischen 35 und 36 Grad C. Die Zündungstemperatur für Sauerstoff liegt jedoch bei 37 Grad. Die innere Verbrennung kann nicht richtig zünden und ablaufen, wenn die Temperatur des Körpers zwischen 35 und 36 Grad liegt.

Nachdem ich zuerst die gedämpfte Kost essen lasse und in dieser Form Wärme als Energie zuführe, sowie die Pflanze zur besseren Auswertung im Darm durch Dünsten aufschließe, wird der anschließende Genuß von Rohkost recht gut vertragen.

Erklärung:

Umweltgifte, Kosmetika, Putzmittel, ein Überhang an tierischen Produkten blockieren den Stoffwechsel, »die innere Verbrennung«. Es wird zu wenig Energie und Wärme für den Verdauungsprozeß zur Verfügung gestellt. Die Körpertemperatur sinkt ab. Die Verdauungssäfte werden in unzureichender Weise gebildet. Die Rohkost kann daher, oft am Anfang der Mahlzeit genossen, nicht vollwertig verarbeitet werden. Wird jedoch mit der gedünsteten Pflanze Wärme zugeführt und die Pflanze durch Dünsten aufgeschlossen, wird anschließend die Rohkost gut vertragen.

Und nun probieren Sie aus!
Was schmeckt besser:

gedünsteter Reis oder gekochter Reis ?
gedünstete Kartoffeln oder gekochte Kartoffeln?
gedünsteter Kohl oder gekochter Kohl?

Beachten Sie:
Der gute, fruchtige Geschmack, der gute Geruch ist ein sicheres Zeichen für die Lebenskraft der Nahrung, die Sie aufnehmen!

Wie wissen wir nun, daß wir die richtige Pflanzenkost zu uns nehmen?

Wenn wir die tägliche Ernährung in der Familie betrachten, so sehen wir, daß die Hausfrau nicht vierzehn Tage lang Blumenkohl auf den Tisch bringt. Vielmehr stimmt sie jeden Tag das Essen auf die Wünsche der Familie ab. Heute gibt es Salat, morgen Möhren, übermorgen Lauch.

In jahrelangen Eigenversuchen und Beobachtungen bei meinen Patienten habe ich festgestellt:

Der Mensch hat ein

hochsensibles Informationssystem,

das ihm die Bedürfnisse des Körpers an Zucker, Fetten, Eiweiß, Vitaminen, Mineralstoffen, Spurenelementen, Wasser, Fermenten mitteilt. Je nachdem, welche Stoffe vermehrt im Stoffwechsel zur Produktion von Energie und Wärme verarbeitet werden, also fehlen, wird der Appetit auf die entsprechende Pflanze, die den Fehlbedarf ausgleicht, angeregt.

Weiter habe ich festgestellt, daß dieses Informationssystem des Menschen

in Resonanz mit der Pflanze steht.

Dabei war bei meinen Forschungen interessant zu beobachten, daß sich die Informationssysteme aller Familienmitglieder angleichen und häufig die gleichen Kostwünsche geäußert oder bestätigt werden.

Solange wir nur von der Pflanze leben, funktioniert dieser Informationsaustausch mit der Pflanze einwandfrei.

Es wird vom Menschen immer die richtige Pflanze ausgewählt, um Defizite im Stoffwechsel auszugleichen.

Sobald wir jedoch zusätzlich:

tierische Produkte, chemische Konzentrate wie Essig oder Geschmackskorrigentien, Farbstoffe, Belastungen durch Kosmetika und Putz- und Reinigungsmitteln

dazunehmen, wird das Informationssystem belastet, blockiert und schließlich fehlgesteuert. Fehlernährungen mit falscher Pflanzenwahl schleichen sich ein. Suchtmechanismen, z. B. nach süß oder sauer, bauen sich auf, die schließlich zu

Mangelerscheinungen und Krankheitsymptomen

führen.

Solange wir ausschließlich von der Pflanze leben, können wir kaum erkranken.

Es sei denn, die Qualität der Pflanzen ist minderwertig oder andere Faktoren, wie ausgeführt, ergeben eine zusätzliche Belastung und blockieren den Stoffwechsel, die der Körper nicht mehr ausgleichen kann.

Und bedenken Sie noch einmal:

Die Chemie ist stärker als die Rohstoffe der Natur und kann zu schweren Gesundheitsschäden führen.

Wasser

Die Pest konnte sich im Mittelalter in Europa ausbreiten. Millionen Menschen fielen dem Schwarzen Tod zum Opfer, weil es zu wenig und meist nur verdrecktes Wasser gab.

Ist es nicht ein

Hohn der Zeit,

daß es heutzutage das reinste Wasser gibt und die Menschen sich in eine »chemische Glocke« hüllen. »Jeder stinkt chemisch nach einer anderen Duftnote«. Schwere Erkrankungen und Krebs sind die Folge bei Millionen Menschen.

Der Mensch besteht zu 70% aus Wasser.

Während der Körper bis ca. 90 Tage ohne Nahrung auskommen kann, kann er nur 72 Stunden, also ca. 3 Tage ohne Wasser leben.

Er benötigt laufend die Zufuhr von reinem Wasser, um die Nährstoffe lösen und im Stoffwechsel verarbeiten zu können.

Bei mangelhafter Wasserzufuhr kommt es nicht nur zur Einschränkung des Stoffwechsels, sondern auch zur Verminderung der Energie- und Wärmeproduktion und Verschlackung des Körpers.

Kommen Kosmetika und Putz- und Reinigungsmittel, sowie ein Überhang an Fleischgenuß dazu, beginnt die

Katastrophe.

Monate bis Jahre kann der Körper die Belastung meistern. Es ist erstaunlich, wieviel Gift der Körper verkraften und zum Teil noch abbauen kann. Dann beginnt der Zusammenbruch. Und genau diesen Punkt haben viele bereits überschritten.

Das natürliche Regenwasser ist das reine Wasser. Es besteht nur aus Sauerstoff und Wasserstoff. Es ist frei von allen Zusätzen. Es könnte zum Trinken und Kochen verwendet werden, wenn es nicht durch viele Schadstoffe der Autos, Flugzeuge, Industrie, Atomkraftwerke, verunreinigt wäre. Unsere Wolken sind mit Kohlenmonoxyd, Schwefeldioxyd, Schwermetallen beladen, die diese Gifte mit dem Regen zur Erde schicken.

Fahren Sie morgens und abends zum Arbeitsplatz? Vielleicht zehn oder fünfzehn Kilometer?

Welche Mengen an Giften werden hier von den Autoschlangen in den Himmel gepustet! Das gleiche Bild am Flughafen, beim Starten und Landen der Flugzeuge!

Was glauben Sie, wie lange das noch gut geht?

Dabei sollten Sie noch an Ihre »Bombe« denken, die Sie sich jeden Tag unter die Achselhöhle schmieren, rollen, sprayen!

Dazu kommen die Chemotherapeutica, vielleicht noch Nikotin, Alkohol, Drogen.

Alles zusammen eine

»selbstzerstörende Zeitbombe«.

**Wasser ist für uns lebenswichtig.
Ohne Wasser gibt es kein Leben.**

**Welche Köstlichkeit ist Wasser?
Haben Sie einmal darüber nachgedacht?**

Sie machen eine lange Wanderung. Die Sonne brennt. Sie haben Durst und die Wasserflasche zu Hause liegen lassen. Nach drei Stunden kommen

Sie an einer Quelle im Wald vorbei. Sie erfrischen sich mit köstlichem, klaren Wasser!

Oder haben Sie ein Deodorant dabei und besprühen den verschwitzten und verklebten Körper damit?

Sie haben Durst. Sie kommen an eine Waldgaststätte. Sie verlangen nach einem Glas frischem, klaren, köstlichem Wasser. Sie genießen Schluck um Schluck das Wasser.

Oder haben Sie ein Deodorant dabei und trinken ein Glas Deodorant!
Haben Sie eigentlich einmal den Versuch gemacht und nur einen Tropfen Deodorant auf die Zunge getan. Machen Sie es. Sie werden lange spucken!

Gehen Sie in ein Kaufhaus oder eine Drogerie. Die Regale sind mit Deodorantien und Kosmetika gefüllt. Und alle diese chemischen Stoffe in den Flaschen gehen

beim Baden in das Badewasser,

von dort in die Kanalisation,
von dort in die Seen und Meere und
verseuchen das Edelste, das Beste, das Wasser.

In Spanien, speziell Ibiza, ist Wassernotstand.

Als ob es ein Edelstein wäre,

so gehen die Menschen dort mit dem Wasser um.

Mit meinem Gedicht »Das Wasser« möchte ich Ihnen sagen, was ich empfinde, wenn ich Wasser empfange und genieße.

> Wasser, Du göttlicher Quell.
> Du Nektar des Himmels
> Für uns bestellt
> In Dankbarkeit ich Dich empfange.

> Wasser, Du großes Geheimnis.
> Bei Wind und Wetter bist Du der Gesell.
> Bist für Blumen und Bäume lebendiger Quell.
> In Dankbarkeit ich Dich genieße.

> Wasser, Du Wunder der Natur.
> Ein Tropfen gleich wie des Kornes Saat
> Vermehrest Du mein Leben.
> In Dankbarkeit ich Dich verehre.

Die Menschen sind heute sitzende Wesen geworden. Durch zu geringe Bewegung häufen sich Schlackenstoffe noch schneller im Körper an und lagern sich in die Gewebe ein.

Eine spröde, tockene Haut ist Zeichen einer ungenügenden Wasseraufnahme in den Körper und fortgeschrittener Gifteinlagerung in die Haut, insbesondere der Gesichtshaut. Häufig wird der Fehler gemacht, diese Trockenheit durch Creme beseitigen zu wollen. Dadurch werden die Poren abgedichtet. Die Haut kann deshalb keinen Schweiß, keine Giftstoffe nach außen abgeben, der Gasaustausch mit der Umwelt wird blockiert. Die Schädigung schreitet noch schneller voran.

Wasser – reines Wasser – braucht der Körper und die Haut wie eine Pflanze, die verwelkt und vertrocknet, wenn sie einige Zeit kein Wasser bekommen hat. Fühlen Sie die Blätter an. Sie sind spröde, fast trocken, wie die spröde, trockene Haut eines Menschen.

Begießen Sie diese Pflanze mit Wasser, und Sie können zusehen, wie sich die Pflanze in kürzester Zeit wieder aufrichtet, wie sie Spannung bekommt, wie die Oberfläche glatt wird. Nicht anders ist es bei jedem anderen Lebenwesen, auch bei uns Menschen.

Wieviel Wasser brauchen wir täglich?

Wir benötigen täglich eine Wassermenge von ca. 2½ Litern. Auf den ersten Blick erscheint das sehr viel. Aber es ist nicht so. Ich möchte es Ihnen erläutern:

Einen Liter Wasser nehmen Sie durch Obst und Gemüse auf. Das heißt natürlich, daß Sie ab jetzt gegenüber anderen Lebensprodukten wie Fleisch und tierischen Produkten, sowie salzhaltigen Angeboten das

Fünffache an Obst und Gemüse

essen müssen. Sonst geht diese Rechnung nicht auf, die natur-und lebensgerecht ist.

Dazu kommen 1½ Liter Wasser, das Sie in Form von Pflanzentees oder auch reinem Wasser, aber bitte ohne Kohlensäure, aufnehmen. Sie wissen, die Kohlensäure ist eine Säure, mit der Sie den Körper zusätzlich säuern. Sechs Tassen Pflanzentee über den Tag verteilt sind gut zu schaffen.

Die meisten Menschen leben heute zu Hause und, besonders am Arbeitsplatz, in **Räumen, die sehr trocken sind** und dem Organismus Wasser entziehen. Daher sind sechs Tassen Pflanzentee für Sie äußerst wichtig und stellen eher die untere Grenze der Wasseraufnahme dar:

Bedenken Sie, wieviel überwürzte Nahrungskonzentrate die Menschen aufnehmen, die mit Wasser verdünnt werden müssen. Es ist für diese Menschen eher sinnvoll, dazu noch einen weiteren Liter Wasser pro Tag zu trinken.

Um gesund werden zu können und gesund zu bleiben, ist daher die sorgsame Überwachung der ausreichenden Wasseraufnahme eine Grundvoraussetzung.
Der Körper braucht das Wasser, um die Gifte im Körper zu verdünnen, damit sie besser ausgeschieden werden.

Der Stoffwechsel benötigt das Wasser als Lösungs- und Betriebsmittel. Nur so kann ausreichend Energie und Wärme erzeugt werden.

Welchen Tee sollen wir trinken?

Hören Sie wieder auf Ihr Informationssystem, auf Ihre Körpersprache. Der Körper sagt Ihnen jeden

Tag genau, auf welchen Tee Sie Lust haben. Diesen Tee trinken Sie.

Füllen Sie Ihren Küchenschrank mit den verschiedensten Teesorten auf, damit es Spaß macht, in den Küchenschrank zu schauen. Besonders bewähren sich diese zur Entschlackung und Kräftigung.

Natürlich darf für den ausgesprochenen Genuß der Schwarztee nicht fehlen. Eine Tasse zum Beleben und Genuß ist niemals schädlich.

Wie soll die Dosierung sein?

Die Dosierung soll so sein, daß der Tee **aromatisch,** also wohlschmeckend empfunden wird.

Schmeckt der Tee bitter, dann haben Sie zu hoch dosiert.

Schmeckt er wässrig, dann haben Sie zu schwach dosiert, oder der Tee ist zu lange gelagert worden und hat seine Kraft verloren.

Nehmen Sie Blätter, Blüten, Samen. Diese bitte nicht kochen, sondern nur mit heißem Wasser überschütten und fünf Minuten ziehen lassen.

Sie sehen, wenn der Tee seine richtige Eigenfarbe hat. Dann riecht er auch schon recht gut.

Absieben und trinken: sechs Tassen pro Tag.

Trinken Sie den Tee zwischen den Mahlzeiten, also möglichst nicht zum Essen, damit die Verdauungssäfte nicht verdünnt werden und von ihrer Wirkkraft verlieren.

Besonders wichtig ist die

Pflege der Niere,

da die Menschen oft den ganzen Tag sitzen und die Niere gestaut wird. Nierentee hat daher Vorrang.

Durch den Nierentee kräftigen Sie das Filtersystem der Niere, so daß Gifte besser ausgeschieden werden können. Bewährt hat sich der Grüne Hafertee (Rezeptur Dr. Mauch). Machen Sie diesen zum Familientee. Trinken Sie den Tee täglich.

Salz

Das weiße Gold

Tiere erkennen salzhaltige Pflanzen und Salzgestein. Da aber oft in deren Revieren zu wenig Salz vorhanden ist, hilft Ihnen der Mensch mit salzhaltigen Lecksteinen. Auch in den Boxen der Pferde finden wir diese Lecksteine. Dabei ist interessant zu beobachten, daß das Tier genau seine Dosis kennt. Die Tiere wie auch der Mensch haben im Organismus ein hochsensibles Informationssystem, das ihnen täglich den genauen Salzbedarf mitteilt.

Salz ist ein Lebenselixier für Mensch und Tier.

Ohne Salz gibt es kein Leben. Salz ist Natriumchlorid. Es ist die Grundlage und der

Urstoff allen Lebens

und für den gesamten Stoffwechsel unentbehrlich.

Diesem wunderbaren Rohstoff der Natur habe ich ein Gedicht gewidmet:

Das Salz

Aus dem Lichte geboren
ein weißer Kristall
zum Glanze erkoren
formst Du das All.

Gibst Leben der Erde
bist Keim meiner Kraft
aus der Weite des Meeres
der Mensch Dich erschafft.

Du, göttliches Wesen
Vom Golde erfüllt
Läßt Krankheit genesen
Mein Dank Dir gehört.

Ohne Salz würde unser Organismus in kürzester Zeit austrocknen. Natrium bindet und hält das Wasser im Körper. Andrerseits ist das Salz auch wieder für die Ausscheidung von Wasser verantwortlich.

Ein feines Informationssystem regelt über den Durst den Wasser- und Salzbedarf.

Bei Belastung – der körperlichen Arbeit – verlieren wir durch Schwitzen über die Haut Wasser und Salz. Wir müssen daher regelmäßig Wasser und Salz nachliefern.

Der körperlich arbeitende Mensch hat ein **natürliches Verlangen nach Wasser und Salz.**

Sitzen wir jedoch den ganzen Tag in geschlossenen, trockenen Räumen, verlieren wir Wasser, ohne es zu bemerken. Das Salz bleibt im Körper zurück und konzentriert sich.

Der sitzende Mensch muß daher bewußt trinken, um die Salze zu verdünnen.
Sein Verlangen nach Wasser und Salz ist gestört.

Es gibt im Körper einen

Wasser-Salz-Haushalt,

der im Gleichgewicht steht und über ein feines Regulationssystem gesteuert wird.

Brauchen wir pro Tag ca. 2,5 Liter Wasser, so benötigen wir analog im Mittel ca. 5 Gramm Salz.

Diese Regulation bleibt ausgewogen, solange der Mensch sich bevorzugt von Pflanzenkost ernährt, Belastungen durch chemische Mittel und Konzentraten ausweicht und unter natürlicher, körperlicher Belastung lebt.

Nach meinen wissenschaftlichen Untersuchungen der Lebensgewohnheiten meiner Patienten hat sich die Ernährung seit 1976 wesentlich verändert:

Der heutige Mensch ernährt sich bevorzugt von Fleisch und tierischen Produkten und chemischen Konzentraten.

Das tierische Eiweiß wird im Magensaft aufgeschlossen. Dazu benötigt der Organismus

Salzsäure,

die im Magen unter Verwendung der Chlorid-Ionen des Natriumchlorids gebildet wird. Der Körper benötigt Salz, um die Chlorid-Ionen zur Verfügung zu stellen. Natrium-Ionen fallen vermehrt an. Das

Natrium-Chlorid-Gleichgewicht

wird gestört, da ein Überschuß an Natrium-Ionen angefallen ist. Das überschüssige Natrium bindet vermehrt Wasser im Körper. Stauungen sind die Folge mit ihren krankhaften Folgeerscheinungen an den verschiedensten Organsystemen wie: Lymph- und Venenstauungen der Beine, Nierenstauungen, erhöhter Blutdruck, Herzinsuffizienz, Lungenstauung mit Asthma.

Der übersteigerte Fleischgenuß führt zu zahlreichen Erkrankungen.

Also nicht das Verlangen nach Salz löst primär die Stoffwechselstörung aus, sondern durch den

erhöhten Genuß von Fleisch und tierischen Produkten, sowie besonders salzhaltigen Angeboten
werden die Stoffwechselstörungen ausgelöst und
das Verlangen nach Salz, auch in anderen ausreichend gesalzenen Speisen gesteigert.

Nach einer gewissen Zeit wird auch das Informationssystem des Körpers geschädigt, so daß dieses
nicht mehr in der Lage ist, die richtige, lebenswichtige Salzdosis abzuschätzen.

Das Informationssystem für Salz wird abgekoppelt.
Neue krankhafte Verhaltensmuster für Salz werden
eingebahnt. Die Fehlsteuerung läuft nun weiter,
indem der Körper immer mehr Salz verlangt, auch
wenn kein Fleisch aufgenommen wird. Salzhaltige
Produkte werden bevorzugt.

**Das Salz wird plötzlich zur gefährlichen Droge,
die den Körper schädigt.**

Wie soll man sich im Krankheitsfalle verhalten?

Ganz einfach:
Der Steuerungsmechanismus des Körpers ist
hochinteressant. Sie brauchen zunächst keine
Medikamente, um diese Fehlsteuerung zu korrigieren. Welche Krankheit Sie auch haben, meiden Sie
alle Fleisch- und tierischen Produkte, sowie alle
besonders salzhaltigen Angebote, wie z.B. Salz-
stangen, Chips, Konserven mit Salz.

**Sie schalten damit erst einmal die Grundur-
sachen aus.**

Oft reguliert sich das Verlangen nach Salz bereits innerhalb einer Woche, und Sie spüren langsam, wie sich Ihre Gesundheit wieder aufbaut. Das Wohlbefinden kehrt zurück.

Ist dies nicht der Fall, sollte das Blut auf weitere Gifte, wie Schwermetalle, Pentachlorphenol und andere toxische Substanzen, untersucht werden. Durch toxische Substanzen kann eine totale Blokkade des Stoffwechsels und vieler Steuerungssysteme des Körpers erfolgen. Bei über 300 Patienten mit Vergiftungen durch Pentachlorphenol und Schwermetalle habe ich diese Zusammenhänge beobachtet und bestätigt gefunden. Um hier eine wissenschaftliche Grundlage zu haben, wurden alle Blutuntersuchungen im Institut für Arbeitsmedizin der Universität Hamburg durchgeführt.

Welches Salz ist das Beste?

Diese Frage ist schwierig zu beantworten. Sie ist schon eher eine Glaubensfrage. Da es in verschiedenen Gegenden Jodmangel gibt, sollten Sie jodiertes Speisesalz vorziehen, um dadurch die Kropfbildung zu verhüten.

Salz ist für die Gesundheit äußerst wichtig. Aber Sie benötigen die richtige Menge. Gehen Sie ganz bewußt den »Goldenen Mittelweg« und nehmen Sie nicht zuviel und nicht zuwenig Salz.

Vor allem, hören Sie auf Ihre Körpersprache, und korrigieren Sie Ihre Lebensgewohnheiten.

Öl

Viele von Ihnen waren schon im südlichen
Europa?
Haben Sie die Oliven-Haine bemerkt?
Sie haben immer

**den besten Standort,
die beste Sonneneinstrahlung,
den besten Boden.**

Haben Sie die Sonnenblumen- oder Maisfelder
gesehen? Auch hier waren die besten Lebensbe-
dingungen für die Pflanzen gegeben.
Die Pflanzenöle werden aus den Samenkörnern
gewonnen. Im Samen ist die Urkraft des Lebens.
Das Pflanzenöl ist die Basis einer gesunden
Lebensführung und einer vollendeten Heilkunst.

Das Öl gibt uns spirituelle Kraft.

Das Öl

Goldgelbes Öl, aus göttlichem Haine,
für des Menschen unendliche Freude,
bist Du Samen, gepflanzt in edles Gestein.
Bereitest den Garten Eden.

Goldgelber Strahlenkranz der Sonne,
gibst ein ihn in des Öles Keim.
Vermittelst uns Menschen die köstliche Wonne,
gesund zu leben im irdischen Sein.

Goldgelb fließt es durch seine Hände.

Mit des Öles heiliger Kraft
gesegnet wird der Anfang, das Ende
Goldgelbes Öl, das uns die Liebe entfacht.

Wie werden die Pflanzenöle gewonnen?

Kaltgepreßtes Öl:

Die Samenkörner werden bei Raumtemperatur unter hohem Druck ausgepreßt, so daß wir das kaltgepreßte Öl erhalten. Die Inhaltstoffe des Öles bleiben voll erhalten und werden nicht geschädigt.

Raffiniertes Öl:

In einem anderen, wesentlich billigeren Verfahren wird das Öl mit einem Lösungsmittel aus den zerstampften Samenkörnern herausgelöst. Das Lösungsmittel wird durch Erhitzen verdampft, wodurch wertvolle Bestandteile des Öles verloren gehen.

Um das Öl wieder aufzuwerten, werden die zerstörten Inhaltsstoffe chemotechnisch zugefügt.

Welche Aufgabe haben die Pflanzenöle?

Die Pflanzenöle haben zwei wichtige Funktionen. Sie liefern uns:

**Vitamin E und die
ungesättigte Fettsäuren**

Welche Wirkung haben diese lebenswichtigen Inhaltsstoffe?

VITAMIN E
UND UNGESÄTTIGTE FETTSÄUREN

1936 gelang es Evans, aus Weizenkeimöl das reine Vitamin E zu isolieren.
Es wurde ihm der Name Tocopherol gegeben. Wenige Jahre später konnte es synthetisch hergestellt werden. Drei weitere Tocopherole konnten nachgewiesen werden, von denen das alpha-Tocopherol das weitaus wirksamste ist.
Es ist ein fettlösliches Vitamin und kommt besonders in Ölen vor.

Seine Hauptaufgabe ist eine Schutzfunktion:

– **gegen die »Freien Radikalen und Oxidantien«,** die durch Kosmetika, Putz- und Reinigungsmittel, chemische Medikamente und Konzentrate, Luftverschmutzung, Ozon entstehen.

– für Nährstoffe, insbesondere der für den Stoffwechsel äußerst wichtigen, **ungesättigten und mehrfach ungesättigten Fettsäuren.**

– **für jede Zelle.**

Um diese Zusammenhänge besser zu verstehen, werde ich Ihnen einige Erläuterungen geben und kurz etwas tiefer auf die wissenschaftlichen Zusammenhänge eingehen:

Was versteht man unter freien Radikalen und Oxidantien?

Freie Radikale sind im gesunden Organismus für Mensch und Tier lebensnotwendig. Bakterien, Viren und Fremdstoffe, die nicht in den Körper gehören, werden bei normaler Abwehrlage des Körpers in einer Entzündungsreaktion durch die Aktivität freier Radikale vernichtet, und so wird der Körper vor Schaden bewahrt. Ist jedoch die Abwehrlage gestört, können freie Radikale die eigenen Zellstrukturen schädigen und die eindringenden Fremdstoffe zu schwer schädigenden freien Radikalen werden.

Die wissenschaftliche Definition lautet:

Aus Nicht-radikalischen Stoffen entstehen freie Radikale, indem ein oder mehrere unpaare Elektronen mit einem anderen Stoff ausgetauscht werden.

Oxidantien:

Das Leben auf dieser Welt ist an den Sauerstoff gekoppelt. Eine Flamme kann nur solange brennen, wie Sauerstoff vorhanden ist. Eine Kerze erlischt in einem abgeschlossenen Raum, sobald der Sauerstoff verbraucht ist.

Für die Produktion von Energie und Wärme laufen in unserem Organismus mit Hilfe des Sauerstoffes Verbrennungsprozesse ab. Diese werden gesteuert und einreguliert durch Stoffe, die die Verbrennung fördern, die

Oxidantien,

und Stoffe, die die **Verbrennung vermindern,** die

Antioxidantien.

Oxidantien und Anti-Oxidantien halten sich in einem gesunden Organismus die Waage.

Strahlung, Überlastung durch chemische Stoffe, photochemischer Smog, Luftverschmutzung sind die entscheidenden Ursachen für die Bildung agressiver freier Radikale und Oxidantien. Das ursprünglich normale Gleichgewicht zum Schutz des Organismus von Mensch, Tier und Pflanze ist gestört. Schwere Schäden entstehen an den Zellstrukturen.

Lassen Sie mich noch zwei wichtige Beispiele bringen:

Tetrachlorkohlenstoff

Unter Abspaltung eines Chloratoms bildet sich ein freies Radikal. Dieses spaltet aus den mehrfach ungesättigten Fettsäuren ein Wasserstoffatom ab. Es entsteht Chloroform und ein freies Radikal des Fettsäurerestes.

Mit dem Auftreten freier Radikale aus chlorierten Kohlenwasserstoffen werden die Abwehrmechanismen der Zelle schwer geschädigt.

Entsprechende Vorgänge konnte ich bei über 300 Patienten mit Pentachlorphenolintoxikation, die ich behandelt habe, feststellen. Pentachlorphenol wurde in der Industrie als Lösungsmittel verwendet. Insbesondere wurde es in Holzschutzmitteln verarbeitet und hat zu schweren Organschäden geführt. Inzwischen wurde es verboten.

Glyzerin

ist ein ausgezeichnetes Lösungsmittel, dazu farblos, geruchlos und sehr gut in Wasser löslich. Es ist ein dreiwertiger Alkohol mit drei Hydroxylgruppen, die mit drei gleichen oder verschiedenen Säuren reagieren können. Glyzerin ist äußerst reaktionsfreudig. Durch Strahlung, photochemischen Smog, diverse chemische Fremdstoffe entstehen aus Glyzerin agressive freie Radikale, wobei besonders das Hydroxylradikal agressiv ist. **Darauf beruht die ausgezeichnete Putz-und Reinigungswirkung.**

Wie sieht es nun im Organismus aus, wenn Glyzerin in den Körper aufgenommen wird? Hier passiert dasselbe. Es lagert sich in alle Strukturen ein und führt zu Schäden am Bindegewebe, den Organen und vor allem den Nerven. Nach meinen Beobachtungen liegt hier die Hauptursache für Multiple Sklerose.
Wie steht es mit Parkinson, Alzheimer und den zahlreichen Neuropathien, die nicht erklärbar sind? Haben sie die gleiche Ursache?
Nach meinen Beobachtungen: Ja!

Acetylcholin entsteht im terminalen Neuron aus Cholin und aktivierter Essigsäure. Die Essigsäure wird durch Glyzerin gebunden, so daß ungenügend Acetylcholin produziert wird. Die Impulsübertragung wird gestört. Die Muskelschwäche setzt ein mit dem typischen Bild der MS.

Eine andere Überlegung:

Als Putz- und Reinigungsmittel sind im Haushalt die Essigreiniger beliebt. Vermehrt Essig (= Essigsäure) wird nun durch Kontakt und Inhalation im Körper aufgenommen. Die Essigsäure wird im Organismus aktiviert und bindet das Cholin, so daß Cholin nach einer anfänglichen Überproduktion von Acetylcholin zur Produktion desselben fehlt.

Da zu wenig Acetylcholin vorhanden ist, wird die Impulsübertragung gestört. Die MS nimmt ihren Lauf!

Welche Funktion hat nun Vitamin E:

Vitamin E schützt den Körper vor freien Radikalen und ist das wichtigste Anti-Oxidans, um die lebenswichtigen Zellstrukturen vor Oxidationsschäden zu bewahren.

In dieser wichtigen Schutzfunktion wird Vitamin E unterstützt durch:

Vitamin C
beta-Carotin
Selen

Vitamin E schützt die ungesättigten Fettsäuren vor Oxidation und Zerstörung durch freie Radikale.

Vitamin E findet sich bevorzugt in folgenden Pflanzenölen:

Olivenöl
Sonnenblumenöl
Weizenkeimöl
Traubenkernöl
Distelöl
Kokusnußöl
Erdnußöl

Getreide hat erhebliche Mengen an Vitamin E:

Hafer
Mais
Weizen

Welche Aufgabe haben die ungesättigen Fettsäuren der Pflanzenöle?

Die ungesättigten Fettsäuren sind für alle Lebensfunktionen von entscheidender Bedeutung.

Geben Sie einem Schwerkranken ungesättigte Fettsäuren in Form von Pflanzenöl mit leicht verdaulichem Pflanzeneiweiß, z.B. Kartoffeln, und er wird es Ihnen danken. Die ungesättigten Fettsäuren der Pflanzenöle, zusammen mit dem leicht verdaulichen Pflanzeneiweiß der Kartoffel, verträgt der Schwerkranke bestens. Er wird sich gut fühlen und seine Kräfte wieder aufbauen.

Wie wirken nun die ungesättigten Fettsäuren der Pflanzenöle?

Ganz einfach:

Sie sind atmungsaktiv. Sie fördern die Verbrennung in der Zelle mit Hilfe des Sauerstoffes.

Im Gegensatz dazu stehen die

Härtungsmittel und Konservierungsstoffe,

die tierische Fette und auch Pflanzenöle härten und haltbar machen.

Sie werden atmungs-inaktiv gemacht, so daß der Sauerstoff sie nicht verbrennen kann.

Wie heißt es oft in der Klinik am Krankenbett:

Schwester, hier wenig Fett!
Und warum diese Anweisung?

Weil der Körper das gehärtete und atmungs-inaktive Fett schlecht verarbeiten kann.

Nochmals wieder der wichtige Hinweis für jeden Kranken:

Hören Sie auf Ihre Körpersprache und bedenken Sie, daß diese nur richtig funktioniert, wenn Sie die diversen Chemikalien sowie die tierischen Produkte für die Zeit Ihrer Krankheit ganz aus Ihrem Leben verbannen.

TIERFASTEN

Sie wollen Rheuma, Allergie, Osteoporose und viele andere Erkrankungen verlieren und bereits in wenigen Wochen eine deutliche Besserung erreichen? Sie wollen unseren Kindern und Sportlern Vorbild sein?

Diesen Weg zeige ich Ihnen gerne auf.

Wir haben den Küchenschrank mit hervorragenden Lebensmitteln ausgestattet, so daß gemäß Hippokrates diese Nahrung Ihre Arznei werden kann.

Aber vorher noch ein paar Worte generell zum Fasten:

Bereits in den Religionen gibt es die Fastenwochen, damit sich der Körper einmal im Jahr gründlich reinigen kann, um für die übrigen Monate wieder Freude zu haben und Lebensleistung bringen zu können.

Auch Hippokrates machte das Fasten zur Grundbasis seiner ärztlichen Kunst.
Wir kennen das Fasten in den verschiedensten Variationen:

Saft-Fasten
Fasten nach Schroth
Fasten nach Buchinger
Fasten nach F.X. Mayr
und andere Fasten-Kombinationen

Ich habe bereits vor etwa zwanzig Jahren selbst diese Fastenkuren mitgemacht, um deren Wirkung auf den Körper zu studieren. Sie waren alle wirklich gut. Erfrischt, erholt und wieder leistungsfähig kam ich aus der Fastenkur.

Das war vor zwanzig Jahren!

Allerdings waren damals die Menschen durch Umweltgifte noch nicht in diesem Maße belastet, wie das heute der Fall ist.

Kosmetika, Putzmittel, Fleischprodukte, Abgase von Auto und Flugzeug, Kohlenmonoxyd und Blei, Schwermetalle, die Phase der Pentachlorphenol-vergiftungen, Aluminiumintoxikationen und viele andere, belasten den Stoffwechsel des Menschen.

Die Fastenkur, die vor Jahrzehnten für jeden eine hervorragende Behandlungsform war, kann heute für viele Menschen, die mit Giftstoffen überladen sind, zu einer lebensbedrohlichen Gefahr werden.

Beachten Sie:
Die oben aufgezählten Giftstoffe haben sich über Jahre in die verschiedensten Gewebe ein-gelagert und werden nun durch die Fastenkur zu schnell gelöst.

Die Niere wird überlastet, ebenso der Kreislauf, das Herz und die anderen Organe. Akute Gelenk-beschwerden können aufbrechen. Es kommt zum Zusammenbruch des Stoffwechsels und der Aus-scheidungsorgane.

Daher gehe ich einen anderen, für jeden kranken Menschen praktikablen Weg, der diese Zusammenhänge berücksichtigt:

Als erste Maßnahme gilt für den Kranken:

Setzen Sie alle Giftstoffe in Ihrem Lebens- und Arbeitsbereich ab.

Also:

Kosmetika, schädliche Putz- und Reinigungsmittel, Fleisch und tierische Produkte und auch alle anderen schädigenden Produkte, die Ihnen am Arbeitsplatz oder in der Familie bekannt sind.

Als zweite Maßnahme gilt für den Kranken:

Leben Sie nur von der Pflanze.

Beachten Sie:

Im Bereich der Pflanzen gibt es keine Einschränkung. Sie dürfen jede Pflanze essen, und soviel Sie wollen. Ich weiß, Sie werden jetzt sagen: Aber im Buch von Herrn Schmid, Maier, Schulze steht etwas anderes. Darf ich Ihnen einen Rat geben:

Hören Sie auf Ihre Körpersprache.

Ihr Körper sagt Ihnen genau, was Ihnen gut tut, und welche Pflanze Sie essen sollen, und vor allem auch, welche Pflanze gesund ist.

Bedenken Sie erneut :

Die Pflanze ist Ihr Freund und Partner, Ihr ergebener Diener. Sie steht in Einklang mit Ihnen.

Sie liefert Ihnen alles, was Sie zum Leben, für Ihren Stoffwechsel brauchen, nämlich:

Zucker
Fett
Eiweiß
Mineralstoffe
Spurenelemente
Vitamine
Fermente
Wasser

Durch die zahlreichen Giftstoffe, die Sie über Jahre aufgenommen haben, sind Ihre Nährstoffdepots im Körper leer.
Es fehlen Mineralstoffe, Spurenelemente, Vitamine, Fermente, Eiweiß, Fett und Zucker. Die Giftstoffe haben diese an sich gebunden, neue chemische Reaktionen und Verbindungen ausgelöst, so daß diese zur Ernährung Ihres Organismus fehlen.

In diesem Augenblick, in dem Sie Ihrem Körper keine Giftstoffe mehr zuführen, sind keine frischen Gifte mehr vorhanden. Die von Ihnen jeden Tag dem Körper zugeführten guten Nährsubstanzen stehen nun ganz dem Stoffwechsel zur Verfügung und werden nicht mehr durch Gifte weggebunden und inaktiviert.

Da die Nährstoffdepots leer sind, entsteht im Körper ein Sog nach guten Nährstoffen.

Das natürliche Informationssystem des Körpers, die für den Organismus erforderlichen Nährstoffe auszuwählen, regeneriert sich oft in wenigen Tagen, und Sie empfinden nun plötzlich einen regelrechten

Heißhunger

nach Pflanzenkost, Kartoffeln, Reis, Kohl, Salat, Möhren, usw., also nach der reinen Naturkost.

Dieser Heißhunger ist ein Zeichen, daß die Nährstoffdepots des Körpers leer sind und der Körper diese nun wieder auffüllen möchte.

Dann nehmen Sie ruhig 5 oder 8 Pflanzenmahlzeiten am Tag zu sich.

Es hat sich bewährt :

50 % als gedünstete Pflanzenkost und
50 % als rohe Pflanzenkost.

Hierbei sollte man zuerst die warme Pflanzenkost und dann die Rohkost essen, um den Darm anzuwärmen. Die zugeführte Wärme kann man hier ebenfalls als Nahrungsmittel betrachten, zumal viele Menschen Untertemperatur haben.

Und natürlich gut kauen, gut einspeicheln und viel Ruhe und Zeit zum Essen nehmen.

Nach wenigen Tagen und Wochen sind die Nährstoffdepots mit

Zucker
Fett
Eiweiß
Vitaminen
Fermenten
Mineralstoffen
Spurenelementen
Wasser

aufgefüllt.

Und nun geschieht das Erstaunliche:

**Der Heißhunger geht zurück, und Sie brauchen
nur noch relativ wenig Nahrungsstoffe.**

Der Stoffwechsel des Körpers springt wieder an.
Die Nährstoffe werden wieder regelrecht verarbeitet. Der spröde Knochen wird stabilisiert.
Das Herz wird gekräftigt. Der Kreislauf funktioniert
wieder besser. Die Körperwärme normalisiert sich.
Der Körper produziert wieder ausreichend Energie
und Wärme und wird wieder leistungsfähig. Die
Schmerzen gehen zurück. Sie fühlen sich wieder
wohl.

**Daher hören Sie in Zukunft auf Ihren Körper.
Er sagt Ihnen genau, was gut oder schlecht für
Sie ist.**

Gemüse, das fruchtig schmeckt, hat Lebenskraft.
Gemüse, das bitter schmeckt, ist überdüngt.
Gemüse, das fad schmeckt, hat keinen Nährwert.

Was geschieht nun mit den im Körper eingelagerten Giftstoffen?

Geht die Allergie weg?

Werden die Finger wieder dünner?

Können die Knochen wieder belastet werden?

Geht der Schmerz weg?

Kann man wieder schlafen?

Oder muß man sich damit abfinden?

Niemals! Finden Sie sich niemals mit einer Erkrankung ab!

Nehmen Sie Ihr Leben wieder selbst tatkräftig in die Hand.

Seien Sie kritisch!

Es gibt viele »Produkte« auf dem Markt, für die Sie Ihr oft mit großem Fleiß erarbeitetes Geld ausgeben, und die Ihnen Schaden zufügen. Die verschiedensten Erkrankungen mit Schmerzen, Leistungsschwäche, Schlafstörungen stellen sich ein.

Orientieren Sie sich an der Kraft der Natur. Sie gibt Ihnen die volle Lebenskraft.

Schauen Sie hinaus in den blühenden Garten. Da thront die Pflanze wunderbar:

Die Pflanze

Auf einem zarten Stiel
thront die Blüte, thront die Frucht,
welche Spannung, welch Gefühl
erwartet Dich im Blütenduft.

So nimmt sie Dir
die Blüte und die Frucht des Lebens,
Gott hat die Pflanze uns gegeben.
Denn kraftvoll sei dies Erdenleben.

Nehmen Sie sich die Pflanze als Freund und Partner, und Sie werden so kraftvoll wie die Pflanze sein.

Erinnern Sie sich noch einmal an die Worte von Friedrich Schiller:

Suchst Du das Höchste,
das Größte.
Die Pflanze kann es Dich lehren:
was sie willenlos ist,
sei du es wollend –
das ist's.

Was ist nun mit den in unsere Gewebe eingelagerten Giftstoffen?

Wie können wir diese aus dem Körper entfernen?
Sie haben bereits zwei wichtige Schritte getan:

1. Sie haben die Giftstoffe aus Ihrem Leben verbannt.

2. Sie haben sich mit der Pflanze verbündet und sind dabei, einen neuen Stoffwechsel in Ihrem Körper aufzubauen.

Durch diesen zweiten Schritt produzieren Sie Energie und Wärme. Aber Sie vernichten auch Giftstoffe in Ihrem Körper. Ihre Giftdepots in den Fingergelenken beginnen sich bereits abzubauen, und eines Tages werden Sie wieder weitgehend schlanke Finger haben.

Aber Sie können noch viel mehr tun!

ORGANENTGIFTUNG

Machen Sie jetzt den dritten Schritt:

3. Organentgiftung

Öffnen Sie Ihre Schleusen, damit die Giftstoffe den Körper verlassen können. Oftmals sind die Entgiftungsorgane, wie

Niere
Darm
Lunge
Haut

durch die jahrelangen Belastungen funktionsuntüchtig. Entlasten und pflegen Sie diese Organe, damit die Gifte den Körper verlassen können. Schon oft nach wenigen Wochen werden Sie die Besserung empfinden.

Wie macht man die Organentgiftung?

Niere:

Drei Faktoren müssen berücksichtigt werden:

1. Nur in der Bewegung haben wir eine ausreichende Nierendrainage. Nur dann kann die Niere **die volle Pumpwirkung entfalten**, um die Gifte auszuscheiden. Dieses ist besonders wichtig für den sitzenden Menschen. Durch

den Bewegungsmangel kommt es bei ihm leicht zu Nierenstauungen und Nierenschäden.

2. Die gestauten harnpflichtigen Substanzen müssen verdünnt werden. Wir benötigen daher eine ausreichende Flüssigkeitsaufnahme von mindestens 2$\frac{1}{2}$ Liter Wasser.

3. Das Filtersystem der Niere muß durch Pflanzentees gekräftigt werden. Hier hat sich der Grüne Hafertee besonders bewährt.

Darm:

Beim bevorzugt sitzenden Menschen stauen sich die Kotmassen. Es kommt zur Obstipation. Wie bei der Niere ist die Bewegung (Laufen, Wandern) ein wichtiges Heilmittel für die Organfunktion. Durch Verstopfung kommt es außerdem zur

Selbstvergiftung.

Gärung und Fäulnis entwickeln sich im Darm.

Fuselalkohole aus der Gärung und Leichengifte wie Indol, Skatol, Putrescin aus der Fäulnis werden in den Körper aufgenommen und führen zu schweren Schäden, insbesondere zum Darmkrebs.

Daher sind drei Faktoren wichtig:

1. Achten Sie darauf, daß Sie nach jedem Essen Stuhlgang haben. Wenn frische Kost in den

Darm kommt, sollte die ausgewertete und verbrauchte Restkost ausgeschieden werden.

2. Ein Darm kann nur gesunden, **wenn Sie ihm Bewegung verschaffen.** Laufen Sie. Wandern Sie!

3. Reinigen Sie ein- oder zweimal in der Woche den Darm mit Glaubersalz. Sie nehmen morgens ein Glas warmes Wasser mit einem Teelöffel Glaubersalz und trinken dieses nüchtern. Der Reinigungserfolg setzt prompt ein.
Sollten Sie Schwierigkeiten haben, befragen Sie Ihren Hausarzt.

Lunge:

Verbrauchte Luft können Sie nur abatmen,

wenn Sie tief ausatmen.

Auch die Lunge braucht Bewegung. Der sitzende Mensch atmet nur oberflächlich. Er nimmt kaum Sauerstoff auf und atmet zu wenig Kohlensäure ab.

Die Entgiftung über die Lunge ist genau so wichtig wie die Entgiftung über Niere, Darm und Haut! Also, laufen Sie, wandern Sie!

Glauben Sie ja nicht, daß Sie durch ein oder zwei Stunden Yogaatmung oder Atemgymnastik in der Woche, und dazu in geschlossenen Räumen, etwas erreichen können.

Es gibt nur eine Behandlung:

»Raus in die Natur und die Berge rauf- und runterlaufen!!«

Dann wird die Atmung und das Zwerchfell sehr rasch frei.

Sie werden sich großartig fühlen.

Haut:

Die Haut ist eine semipermeable Membran. Das heißt: Sie kann Nährstoffe über die Poren aufnehmen, Gifte über die Poren und Schweißdrüsen ausscheiden und dient dem Gasaustausch.

Die Haut ist ein Nervenorgan mit zahlreichen Rezeptoren. Über die Haut stehen wir mit der Umwelt und der Innenwelt des Körpers in Kontakt.

Die Haut ist Spiegelbild aller inneren Organe. Diese haben in der Haut ihre Reflexzonen.

Es ist eine **tödliche Unsitte** geworden, daß die Menschen unserer Zeit die Haut in einen chemischen Kosmetikamantel hüllen und die Poren mit Creme, Puder, Parfüm etc. zukleistern, so daß die Hautfunktionen gestört werden.

Die Haut erstickt!

Schwere Schäden treten auf.

Die Haut braucht Luft, Licht und Sonne. Zum Baden nehmen Sie Naturbadesalz, das nicht parfümiert ist. Die Poren werden entgiftet. Die Haut ist nach dem Bad wunderbar weich und kann atmen. Und nach dem Bad »kleistern« Sie bitte **nicht** die Poren der Haut mit Creme oder Öl zu.

Lassen Sie die Haut atmen!

Sie fühlen sich wohl wie nach einem Bad in der salzhaltigen Nordsee. Zum Reinigen der Hände nehmen Sie Naturseifen, die nicht parfümiert sind oder sonstige chemische Zusätze enthalten.

Ansonsten, raus in die Natur, Laufen und Wandern!

Die Hautpflege im Gesicht können Sie mit Naturölen wie Sonnenblumenöl, Distelöl, Weizenkeimöl, Olivenöl machen. Sie bekommen eine hervorragende Hautspannung im Gesicht!

MAUCH'SCHE SPIRALE

Der Kauvorgang beginnt vor dem Mund. Das Kauen hat nur Sinn, wenn wir Nahrungsmittel aufnehmen, die nicht weich wie verkochtes Gemüse, Pudding oder Sahnetorten sind. Diese werden nicht gekaut, sondern einfach geschluckt.

Die Vorbereitung mit Zerkleinern, Einspeicheln und Fermentierung im Mund fehlt.

Ich bin zum Teil auf dem Lande aufgewachsen und habe dadurch, und auch später, mit Pferden zu tun gehabt. Hierbei konnte ich beobachten, wie die Pferde den Hafer und das Heu durch mahlende Bewegungen des Unterkiefers fressen.

Nach Erlernen der verschiedensten Massagetechniken konnte ich bei meinen Patienten feststellen, daß beim Kauen von Haferkörnern dieser Mahlvorgang als

spiralartiger Bewegungsreflex

den ganzen Darm bis zu seinem Ende durchläuft.

Dieser Bewegungsreflex bereitet in allen Darmabschnitten die

richtige Eigenspannung

vor und veranlaßt die Bereitstellung der

richtigen Verdauungssekrete

durch die Darmdrüsen. Diese Erkenntnis war für Patienten mit Obstipation besonders wichtig. Ich ließ diese Patienten über den Tag verteilt eine Hand voll Haferkörner kauen. Diese mußten langsam und intensiv gekaut werden, genau wie beim Pferd! War der Patient bereit, diesen Vorgang beim Wandern an frischer Luft zu vollziehen und die Tagesgifte zu meiden, normalisierte sich der Darm oft in relativ kurzer Zeit.

Hierbei muß der Patient darauf hingewiesen werden, daß folgende Faktoren äußerst wichtig sind und beachtet werden müssen:

1. Die Haferkörner müssen **wirklich mahlend gekaut** werden, damit ein richtig eingespeichelter und fermentierter **Haferbrei** im Mund entsteht und der **spiralartige Bewegungsreflex** über den Darm ablaufen kann.

2. Es darf **nicht mehr als eine Hand voll** Haferkörner pro Tag gekaut werden, da durch zuviel Haferkörner es auch zur Überlastung des Darmes mit Quellneigung der Haferkörner im Darm kommen kann.

3. Ist der Patient bereit, Tagesgifte zu meiden und gleichzeitig beim Kauen der Haferkörner täglich intensive Wandertouren zu machen, wird **der Darm zusätzlich durch die Gehbewegung massiert.** Der Erfolg verstärkt sich und tritt wesentlich schneller ein.

4. Mit dem Hafer führen Sie **alle Mineral-**
   stoffe und Spurenelemente, sowie reichlich
   Vitamin E dem Darm zu, so daß das Darmmilieu
   sich reguliert, und die Darmflora sich rasch
   erholen kann.

Eine Symbioselenkung ist oft nicht mehr erfor-
derlich.

Auch besonders bei Darmentzündungen hat sich
das Kauen der Haferkörner bewährt, sofern Sie diese auch wirklich zu einem Speisebrei zerkauen.

SELBSTHILFE
MIT DEN ROHSTOFFEN DER NATUR

Ein gesunder Küchenschrank, mit den gesunden Rohstoffen der Natur bestückt, bildet die Grundlage für eine gesunde Ernährung und Behandlung im Krankheitsfalle.

Erneut muß ich Ihnen sagen:

Wir haben über 300 **Milliarden** DM Krankheitskosten in Deutschland. Diese beweisen, daß unser Volk krank ist.

Bedenken Sie:
Nur ein gesundes Volk hat in der Zukunft eine Lebenschance. Denken Sie an Ihre Kinder. Welche Zukunft haben kranke, geschwächte Kinder?

Wie können wir gesund werden? Wie können wir von den gewaltigen Krankheitskosten herunterkommen?

Ich gebe Ihnen hiermit die Lösung in die Hand:

Wir müssen das Denken und Wollen, für eine gesunde Natur und für ein gesundes Leben zu handeln, in die Familien und Schulen hineintragen:

Jcde Mutter möchte, daß es den Kindern und dem Vater gut geht.

Die **Mutter** hat den Schlüssel für eine gesunde Lebensführung und damit für eine gewaltige Kostenersparnis für die Familie und damit für unser Volk in der Hand. Unsere Frauen haben schon einmal als

»Trümmerfrauen«

den Grundstein für unser Volk gelegt. Jetzt werden sie wieder gefordert.

Die Mutter ist die Seele der Familie. Sie will das Beste. In der Familie ist Bewegung. Die Bürokratien sind starr und überlastet. Daher müssen wir die Mütter aufklären.

Die Mutter wird es wieder schaffen, dieser Welt neue Impulse zu geben. Ihr Ziel ist die gesunde Familie und damit die Senkung der gewaltigen Krankheitskosten.

Einfache und praktikable Rezepte und Verfahren der Naturmedizin werde ich Ihnen in den kommenden Abschnitten angeben.

Oft sind es einfache, aber wirksame Rezepte, die sie von früher, von Ihren Eltern oder gar von der Großmutter noch kennen. Deren Anwendung ist uns jedoch durch das Leben mit Chemikalien und Apparaten in der Familie verloren gegangen. Damals lebten wir aus einem gesunden Küchenschrank und benutzten die Rohstoffe der Natur:

die Pflanze

das Wasser
das Salz
das Öl,

um im Krankheitsfalle damit auch zu heilen. Ich werde Ihnen insbesondere darlegen, wie Sie mit den Rohstoffen der Natur ein gesundes Leben führen und im Krankheitsfalle heilen können, so wie wir dieses schon früher mit großem Erfolg gemacht haben.

Ihre wichtigste Aufgabe ist es:

1. Gifte abkoppeln.

2. Schleusen zur Entgiftung zu öffnen.

3. Die Nahrung auf gesunde Naturkost umstellen.

4. Den Körper in Bewegung bringen.

Zu 1. Gifte abkoppeln:

Der Kranke hat nur eine Chance gesund zu werden, wenn er bereit ist, alle Belastungen, wie

Kosmetika
Putz- und Reinigungsmittel
Fleisch- und tierische Produkte
Konzentrate wie Zucker, Essig
künstliche Gewürze
salzhaltige Angebote,

zu meiden.

KÖRPERPFLEGE

Alternativ zu Kosmetika stehen aus der **natürlichen Körperpflege** folgende Möglichkeiten offen:

Zur Reinigung der Hände: **Kernseife.**

Achten Sie darauf, daß die Kernseife nicht parfümiert und mit sonstigen Zusätzen versetzt ist.

Zur Körperreinigung: Das Bad mit **Naturbadesalz.**
Achten Sie darauf, daß das Badesalz nicht parfümiert und nicht mit sonstigen Zusätzen versetzt ist.

Zum Putzen der Zähne: **Schlämmkreide.**
Schlämmkreide ist Calcium carbonicum, ein ausgezeichnetes Mittel gegen alle Entzündungen im Mundraum. Patienten berichten mir, daß sie nach wenigen Wochen damit die langjährigen Kieferhöhlenentzündungen ausgeheilt haben. Wie jede Zahnpaste wird auch Calcium carbonicum durch die Schleimhäute in den Körper aufgenommen. Dieses ist für den Körper von Vorteil, da sie der Säuerung im Körper entgegenwirkt und eine gute Heilwirkung bei Entzündungsprozessen hat. Dagegen gibt es Zahnpasten auf dem Markt, die Entzündungen und Geschwüre im Magen auslösen.

Also höchste Vorsicht beim Kauf von Zahnpasten!

Für die Gesichtskosmetik: **Distel- oder Weizenkeimöl** kräftig in die Haut einreiben.

HAUSHALTSPFLEGE

Putz- und Reinigungsmittel
Alternativ zu den Putz- und Reinigungsmittel bestehen folgende **natürlichen Möglichkeiten:**

Schmierseife
Achten Sie peinlich darauf, daß die Schmierseife nicht parfümiert und mit sonstigen Zusätzen versetzt ist.

Salz
Nehmen Sie das einfachste und billigste Salz ohne weitere Zusätze. Jede Badewanne, jedes Fenster, jede Toilette wird mit Salz spiegelblank.

Heißes Wasser, Bürste und Lappen

Soda
Zum Spülen: Ein altbewährtes, unschädliches Spülmittel, auch für fettiges Geschirr.

Das wär es schon. Mehr brauchen sie nicht nicht!

Fleisch- und tierische Produkte
Der Eiweißstoffwechsel ist die wesentlichste Quelle für die mit der Nahrung zugeführten Säuren. Daher ist es besonders wichtig, diese Säurequellen, also Fleisch- und tierische Produkte, im Krankheitsfall ganz auszuschalten.

Konzentrate wie Zucker, Essig, künstliche Gewürze

Honig statt Zucker

Honig ist ein lebendes Naturprodukt mit Vitaminen, Mineralstoffen, Spurenelementen und Glucose. Er ersetzt den Industriezucker komplett.
Ein Teelöffel Honig in einer Tasse dünnen Bohnenkaffee ist ein ausgezeichnetes Kreislaufmittel.

Zitrone statt Essig

Salat wird mit Zitrone und Naturöl angemacht. Verwenden Sie keinen Essig. Essig ist eine Säure und verstärkt die Osteoporose.

Salz statt Essig

Nehmen Sie zum Putzen nicht Essig, sondern Salz. Sie nehmen Essig durch Inhalation über die Atemwege auf und durch Diffusion beim Berühren über die Haut und gefährden damit in höchstem Maße Ihre Gesundheit. Die Essigsäure entkalkt Ihre Knochen!

Naturgewürze statt künstliche Gewürze

Nehmen Sie Naturgewürze aus dem Garten, wie Schnittlauch, Petersilie, Zwiebeln, Knoblauch, etc. Diese stabilisieren Ihre Gesundheit. Künstliche Gewürze fügen Ihnen Schaden zu.

Zu 2. Schleusen zur Entgiftung öffnen:

In einem Schiffahrtskanal hat es nur Sinn die Schleusen zu öffnen, wenn ausreichend Wasser vorhanden ist, um die Schiffe weiterzuschleusen. So ist es auch bei uns Menschen. Wenn wir entgiften wollen, brauchen wir

zunächst einmal Wasser,

damit die Gifte darin gelöst und dann ausgeschleust werden können.

Wir benötigen pro Tag 2 bis 3 Liter Wasser, zum Teil auch mehr, je nach körperlicher Belastung. Unsere Organschleusen, über die wir die Gifte ausschleusen, sind :

Niere
Darm
Lunge
Haut.

Unter **Tierfasten** habe ich ausführlich über die Organentgiftung berichtet.

Ich fasse daher zusammen:

Niere:

Nach meiner Erfahrung kräftigt **Grüner Hafertee** das Filtersystem der Niere und regt die Entgiftung über die Niere ausgezeichnet an. Es ist daher sinnvoll, diesen Tee als Familientee einzuführen. Er kann mit allen anderen Teesorten gemischt werden.

Darm:

Mit Glaubersalz sollte der Darm im Krankheitsfall ein bis zweimal die Woche gereinigt werden. Man nimmt einen Teelöffel Glaubersalz in einem Glas lauwarmem Wasser gelöst und trinkt diese Salzlösung morgens nüchtern

Lunge:

Tiefes Ausatmen befreit von der Kohlendioxyd-
überlastung. Inhalationen mit dampfenden Salz-
lösungen (ein Teelöffel Salz auf ein Liter Wasser)
reinigen und kräftigen das Lungengewebe.

Haut:

Durch Baden in Naturbadesalz wird die Haut gereinigt. Die Poren öffnen sich. Die Haut ist wieder
atmungsaktiv. Sie erhält wieder ihre natürliche
Spannung.

**Zu 3. Nahrung auf gesunde Naturkost umstel-
len:**

Wenn Sie bereit sind, das Fleisch und alle tierischen Produkte, alle Kosmetika und Putz- und Reinigungsmittel in Ihrer Krankheitsphase zu meiden,
wird Sie die Pflanze zur Gesundheit führen.

**Gehen Sie konsequent den Weg des Tierfastens
nach Dr. Mauch.**

**Die Pflanze hat, roh gegessen, die höchste Ener-
giestufe. Wenn Sie die Gelegenheit haben, sollten Sie die Pflanze direkt ernten und roh essen.**

BASENSUPPE

**Das beste Mittel gegen Rheuma und Allergie.
Hervorragend bei Osteoporose und Arthrose.**

Zur Entgiftung hat sich zweimal in der Woche die
Basensuppe bewährt.

Wie fertigt man diese Basensuppe an?

Gemüse jeder Art, das es auf dem Markt im Ange-
bot gibt, wird gereinigt und fünfzehn Minuten bei
schwacher Flamme gekocht. Es wird soviel Wasser
hinzugegeben, daß das Gemüse gerade bedeckt
ist. Durch ein Sieb werden die Gemüsebrühe abge-
fangen und die Gemüserückstände weggeworfen.
Wir haben nun eine reine Brühe mit Mineralstoffen
und Spurenelementen, eine Basenbrühe. In diese
werden Kartoffeln, Blumenkohl, Möhren, Kohl hin-
eingerieben und mit Naturgewürzen und Salz abge-
schmeckt. Die Basensuppe ist fertig und kann
gegessen werden. Sie ist das beste Rheumamittel,
das ich je kennengelernt habe. Sie kann auch ohne
weiteres täglich gegessen werden.

Sie muß grundsätzlich jedesmal neu angefertigt
werden, da beim Aufbewahren im Kühlschrank
sofort ihre Wirkung verloren geht.

**Erwarten Sie nun nicht, daß Sie zahlreiche Re-
zepte erhalten.
Ihr wichtigstes Rezept ist Ihre
    Körpersprache.**

KÖRPERSPRACHE

Ihre Körpersprache, Ihr Körper sagt Ihnen jeden Tag, welche Pflanze Sie für Ihren Organismus brauchen. Essen Sie die Pflanze zu gleichen Teilen gedünstet und roh. Benutzten Sie reichlich die Naturöle. Diese dürfen nicht erhitzt werden. Wenn Sie das Gemüse gedünstet haben, gießen Sie reichlich Naturöl darüber. Wie bereits besprochen machen Sie den Salat mit Naturöl und Zitrone, sowie Naturkräutern aus dem eignen Garten an. Und hören Sie auf die

Körpersprache

Haben Sie Vertrauen in Ihren Körper und in die Natur. Nehmen Sie Ihre Chance wahr, mit der Pflanze wieder gesund zu werden. Versuchen Sie, diesen einfachen Naturweg zu beschreiten. Schon nach wenigen Tagen bekommen Sie eine beruhigende Sicherheit, und Sie werden instinktiv jeden Tag die richtigen Pflanzen für sich und die Familie auswählen.

Wichtig:

Denken Sie besonders am Anfang daran, daß Sie ausreichend 2 bis 3 Liter Wasser am Tag dem Körper zuführen müssen. Sie werden jedoch auch an der Wasseraufnahme sehen, daß nach wenigen Wochen sich das natürliche Verlangen nach Flüssigkeit wieder einstellt und Sie automatisch die richtige Wassermenge trinken.

Wichtig:

Dieser einfache und natürliche Weg zur Gesundheit ohne Kostenbelastung funktioniert nur richtig, wenn Sie die Umweltgifte, insbesondere Kosmetika und Putz- und Reinigungsmittel mit aller Konsequenz sowohl zu Hause als auch in Ihrem Freundeskreis und im Arbeitsbereich meiden und die Köper- und Haushaltspflege nach meinen Vorschlägen durchführen. Gegebenenfalls müssen Sie zu Ihren Mitmenschen, bis Sie gesund sind, auf Distanz gehen. Ich möchte jedoch vorschlagen, daß Sie mit Ihrer Gesundung ein Beispiel geben und Ihre Umgebung miterziehen.

Bedenken Sie, daß wir über 300 Milliarden DM Krankheitskosten haben.

Wer soll das bezahlen?

Sie und ich, wir müssen hart dafür arbeiten, daß erst einmal diese Kosten finanziert werden können. Wir können uns dieser Verpflichtung nicht entziehen, denn wir haben diese Kosten mitverursacht, indem wir selbst durch Unachtsamkeit krank geworden sind und nicht frühzeitig bei uns selbst und unserer Umgebung den Finger und die Stimme erhoben haben, um für eine gesunde Lebensführung und eine gesunde Natur einzutreten.

Und nun gehen Sie mutig an die Arbeit!

WANDERN

Zu 4. Den Körper in Bewegung bringen:

Im Volksmund heißt es:

Wer rastet, rostet.

Nur, wenn unser Körper in Bewegung ist, kann er ausreichend Sauerstoff aufnehmen, um Energie und Wärme zu produzieren.

Daher gilt gerade für den kranken Menschen:

»Raus in die Natur und die Berge, soweit es geht, rauf- und runterlaufen.«

Das ist die beste Massage, Krankengymnastik und physikalische Therapie. In frischer Luft, bei Sonne und Regen werden Sie gesund. Das ist Urkraft, Lebenskraft, die Sie nichts kostet. Dazu brauchen Sie kein Geld.

Wenn Sie eine **Arthrose** der Fuß-, Knie- oder Hüftgelenke haben, dann machen Sie jeweils vor dem Wandern einen Wickel mit Salzlösung und reiben anschließend das Gelenk kräftig mit ein paar Tropfen Olivenöl ein. In einem gesunden Küchenschrank haben Sie Salz und Olivenöl. Sie müssen nicht erst Geld für Medikamente ausgeben. Es gibt keine besseren Tinkturen und Salben als

Salzlösung und Olivenöl.

Also arbeiten Sie damit konsequent, und bald wird sich der Erfolg einstellen.

Ziehen Sie **weiche, elastische Wanderschuhe** an, und legen Sie die **Reflexzonenmassagesohle** hinein. Dann sind die Füße hervorragend gebettet. Betrachten Sie Ihre Füße. Sie sind vollelastisch und ein schwingendes Wunderwerk, auf dem der ganze Körper elastisch schwingend getragen wird. Daher dürfen Sie keine starren Einlagen und keine starren Schuhe verwenden.

ZUSAMMENFASSUNG

Sie haben nun ein einfaches, praktikables und hochwirksames Gesundheitskonzept, das Sie selbst und zu Hause oder im Urlaub durchführen können.

Sie benötigen keine Rezeptbücher mehr.

Sie benötigen nur noch einen mit den Rohstoffen der Natur,

**die Pflanze
das Wasser
das Salz
das Öl,**

ausgerüsteten Küchenschrank. Diese Rohstoffe der Natur sind:

**Ihre Lebensmittel
und gleichzeitig Ihre Arznei.**

So sagt es schon Hippokrates:

Eure Nahrung sei Eure Arznei.

Hippokrates hat seine Naturerkenntnisse in einer Schrift niedergelegt und darin klare und unmißverständliche Forderungen an das Verhalten des Arztes aufgestellt.
Der Arzt ist Wächter der Gesundheit. Die Pflanze ist die Basis des Lebens und der Heilkunst. Diese

187

Schrift wurde zur Grundlage der abendländischen Medizin. Sie hat so hohes Ansehen, daß der Arzt auch heute noch den Eid des Hippokrates ablegt, die Naturgesetze zu beachten und die Gesundheit der ihm anvertrauten Menschen zu bewahren.

EID DES HIPPOKRATES

Ich schwöre bei Apollon, dem Arzte, und bei den anderen Heilgöttern als Zeugen: daß ich nach bestem Wissen und Gewissen dieses Gelöbnis und seine Verpflichtung erfüllen werde:

Ich will meine Lehrer der Heilkunst gleich meinen Eltern achten. Mit Ihnen werde ich meinen Lebensunterhalt teilen und in der Not zu ihnen stehen. Selbstlos will ich die ärztliche Lehre ihren, wie auch meinen Söhnen weitergeben.

Ich will meine Ratschläge und Verordnungen zum Heil der Kranken nach bestem Wissen und Können geben. Meine Patienten werde ich dabei schützen vor allem, was ihnen schaden könnte oder Unrecht täte.
Niemals werde ich ein tödlich wirkendes Mittel verabreichen, noch einen solchen Rat erteilen, selbst wenn man mich dazu auffordern sollte.

Niemals werde ich einer Frau zu einer Abtreibung verhelfen. Denn heil und rein will ich halten mein Leben und meine Kunst.

Wenn ich des Kranken Haus betrete, so soll ihm dies nutzen und frommen.

Keinem soll Unrecht geschehen, und niemandem will ich zu nahe treten, zumal nicht den Frauen.

Was ich auch in meiner Praxis zu sehen und zu hören bekomme: ich werde darüber schweigen und nichts verlauten lassen.

Die Wahrung dieses Geheimnisses sei dem Arzt eine heilige Sache!

Wenn ich nun diesen Eid halte, so soll mir im Leben wie in der Heilkunst der Segen nicht ausbleiben, Ruhm auch und Ansehen für folgende Zeiten.

Verachtung aber soll mich treffen, wenn ich treulos werden sollte.

WIE SIEHT HEUTE EINE FAMILIE AUS?

Lassen Sie mich ein Beispiel aus meinem Patientenkreis bringen: Der Junge hat Neurodermitis, die Tochter chronische Infekte, die Mutter Rheuma, der Vater Arthrose, die Tante Krebs-OP, die Oma Osteoporose, Rheuma. Jeder ist krank und in ärztlicher Behandlung. Rechnen Sie einmal die Arztrechnungen zusammen. Dann rechnen Sie die Kosten an Zeitverlust und Arbeitsunfähigkeit zusammen.

Hier in der Familie stimmt es nicht. Hier ist der Krankheitsverursacher. Hier muß unser gemeinsames Sanierungsprojekt ansetzen.

Unbewußt und ohne Selbstverschulden haben Körperpflegemittel, Putz- und Reinigungsmittel, falsche Ernährungsgewohnheiten, durch Medien und Fehlinformation geprägt, zur schleichenden Erkrankung der gesamten Familie mit einem gewaltigen Kostenaufwand geführt.

Wir haben über 300 Milliarden DM Krankheitskosten, und die Kosten steigen weiter!

Wo sind die Wächter der Gesundheit?

Da es offensichtlich keine oder nur wenige Wächter der Gesundheit gibt, setze ich meine ganze Hoffnung auf

die Mutter.

Die Mutter hat ein selbstloses und absichtsloses Interesse, daß der Junge, die Tochter, der Vater, die Tante, die Oma gesund sind.

Der Mutter geht es nicht um Profit, sondern ausschließlich darum, daß sie eine gesunde Familie hat, mit der sie in Freude und Liebe leben kann.

Daher habe ich dieses Buch für die Mutter geschrieben.

Mit einem

gesunden Küchenschrank, mit den gesunden Rohstoffen der Natur bestückt,

kann die Mutter die Familie gesund ernähren und im Krankheitsfalle selbst in vielen Bereichen heilen.

Die Mutter ist der gute Geist, der Arzt, der Koch, die Seele der Familie.

Die Mutter hat es in der Hand, durch einen gesunden Küchenschrank die gigantischen Krankheitskosten von über 300 Milliarden DM in unserem Land kurzfristig zu senken.

Die Mutter ist unsere Lebenschance. Sie gibt unseren Kindern durch Ihr Umdenken und Handeln im Sinne des Hippokrates eine Chance für eine gesunde Zukunft.

Die Mutter ist Bewegung. Sie ist nicht starre Bürokratie. Sie hat Mut und ist selbstbewußt.

192

Sie hält die Familie auf dem richtigen Kurs zur Gesundheit und in ein glückliches Leben.

Weitere Selbsthilfe mit den Rohstoffen der Natur aus einem gesunden Küchenschrank – Einfache Anwendungen von großer Wirkung:

Sie werden bemerkt haben, daß ich wichtige Zusammenhänge wiederhole. So möchte ich auch hier noch einmal auf den Grünen Hafertee eingehen.

Grüner Hafertee

Die Reflexzonen der Niere, an der Fußsohle, der Hand, im Rücken sind fast immer verspannt.

Durch die sitzende Lebensweise haben die Menschen häufig Stauungen der Nieren. Reflektorisch kommt es zu Verspannungen in der Muskulatur, dem Bindegewebe und in der Haut. So ist zu beobachten, daß der sogenannte Hexenschuß zumeist eine reflektorische schmerzhafte Verspannung der Nieren-Reflexzonen des Rückens bei Stauungen der Nieren ist. Aber auch bei Infekten, Abwehrschwäche und vielen anderen Erkrankungen finden wir eine Überlastung der Nierenfunktion, und damit eine reflektorische Verspannung in den Nieren-Reflexzonen des Rückens.

Bei meinen Patienten konnte ich beobachten, daß der Grüne Hafertee hier wertvolle Dienste leistet. Er öffnet die Niere und kräftigt nach meinen Beobachtungen das Filtersystem, so daß die anfallen-

195

den Gifte und Schlacken besser ausgeschieden werden können. Der Urin verfärbt sich oft schon nach wenigen Tagen dunkel und beginnt intensiv zu riechen. Sie haben gewonnen. Die Gifte und Schlacken verlassen den Körper.

Nehmen Sie diesen Tee als Haustee. Er tut der ganzen Familie gut und beugt Krankheiten vor, nachdem wir gerade in unserer heutigen Zeit durch Schlacken und Gifte extrem belastet werden.

Im Krankheitsfall trinken Sie sechs Tassen über den Tag verteilt. Aber auch, wenn Sie gesund sind, ist der Grüne Hafertee eine wichtige Entschlakkungskur. Trinken Sie auch hier sechs Tassen über den Tag verteilt einige Monate. Es lohnt sich. Die Gifte verlassen den Körper. Wichtig ist dieser Tee besonders bei Stoffwechselleiden wie Rheuma, Gicht, Arthrosen.

Oft schon nach wenigen Tagen tritt eine spürbare Besserung ein. Die Stauungen und Schmerzen gehen zurück.

Beachten Sie die Zubereitung:

Ich habe bei meinen Patienten die Erfahrung gemacht, daß ein Teelöffel Tee auf eine Tasse heißes Wasser am besten wirkt. Man übergießt den Tee mit heißem Wasser und läßt ihn fünf Minuten ziehen, also nicht kochen!

Der Grüne Hafertee kann gut mit anderen Teesorten gemischt werden.

Achten Sie grundsätzlich beim Teetrinken auf folgende Zusammenhänge:

Ein Tee muß immer aromatisch, das heißt angenehm, behaglich, wohltuend, schmecken.

Schmeckt der Tee bitter, dann ist die Dosis zu hoch, oder er hat zu lange gezogen.

Schmeckt der Tee flach, dann ist die Dosis zu niedrig, oder es handelt sich um alte Lagerbestände, die keine Kraft mehr haben.

Das wichtigste Entgiftungsorgan ist die Niere:

Die Wirkung des Grünen Hafertees können Sie abends verstärken durch den

Heißen Wickel in das Nierenlager:

Abends, wenn Sie zu Bett gehen, nehmen Sie ein Handtuch und tauchen dieses in heißes Wasser, so daß es keine Verbrennung gibt und doch gut warm ist. Sie wringen dieses heiße Handtuch aus und legen es im Kreuz in das Nierenlager. Über das heißnasse Handtuch legen Sie ein trockenes Handtuch, und so gehen Sie in das Bett. Da der Rücken nun schön warm ist, werden Sie bald einschlummern. Sobald der Wickel kalt wird, wirft man ihn einfach vor das Bett.

Die Niere wird es Ihnen danken. Sie wird nun wunderbar entspannt und durchblutet. In den ersten Nächten werden Sie öfters aufstehen müssen, und

Sie werden bemerken, daß der Urin durch die ausgeschleusten Giftstoffe recht kräftig stinkt:

Die Gifte verlassen Ihren Körper.

Und noch etwas Wichtiges werden Sie in den kommenden Tagen bemerken:

Sollte Ihr **Schweiß unter den Achselhöhlen** bisher einen starken Geruch gehabt haben – plötzlich geht der Schweißgeruch zurück, bis schließlich der Schweiß weitgehend geruchlos ist.

So einfach ist das alles :

Gifte abkoppeln – Nahrung umstellen – Schleusen zur Entgiftung öffnen – den Körper in Bewegung bringen.

Und alles ist wirkungsvoll und ohne großen Kosteneinsatz!

Sie wissen:

die zweite Niere ist die Haut.

Und Sie können in der Tat auch ausgezeichnet über die Haut entgiften.

Wenn die Niere blockiert ist, das heißt, nicht ausreichend entgiftet, werden die Gifte über die Haut und Lymphorgane herausgedrückt.

So sind feuchte Hände, Schweißfüße, vermehrte Schweißbildung der Achselhöhlen, gestaute Beine ein sicheres Zeichen für eine Überlastung der Nieren.

Aber auch Neurodermitis, Psoriasis, allergische Hautkrankheiten, Weichteilrheumatismus zeigen an, daß viele Giftstoffe in die Haut eingelagert worden sind und ihre Sekrete durch die Haut abgeben, die hier zu Reizungen der Hautoberfläche mit den verschiedensten Krankheitszeichen führen. Sie sind ebenfalls ein sicheres Zeichen, daß die Nierenfunktion erheblich überlastet und gestört ist.

Entgiften Sie daher zusätzlich über die Haut mit dem

Wannenbad:

Damit können Sie ausgezeichnet über die Haut entgiften. Man kann stundenlang in der salzhaltigen Nordsee schwimmen und fühlt sich danach wie neugeboren.
So ging es auf jeden Fall immer mir selbst. Die Haut war weich, die Poren offen, atmungsaktiv. Dieses salzhaltige Nordseebad holen Sie sich nach Ihren Bedürfnissen mehrfach in der Woche nach Hause. Nehmen Sie

Naturbadesalz,

das keine Duftstoffe oder andere chemischen Zusätze enthält. Die Dosierung ist auf den Packungen angegeben.

Bleiben Sie 10 oder 30 Minuten oder länger, so wie Sie sich wohlfühlen, in der Salzsole. Hören Sie auf Ihre Körpersprache, Ihr Wohlbefinden.

Lassen Sie immer etwas warmes Wasser nachlaufen, damit Sie im Bad nicht auskühlen, zumal Sie hier ja nicht aktiv schwimmen können.

Nach dem Bad bitte nicht abduschen.
Lassen Sie ruhig das Salz auf der Haut nachwirken.

Und bitte jetzt nicht die Poren mit Creme oder Öl zukleistern, wie es leider häufig gemacht wird. Wenn Sie die Haut zusätzlich mit Naturölen kräftigen wollen, dann warten Sie damit **eine Stunde**.

Ganz wichtig:

Beachten Sie, daß die Badewanne nicht zuvor mit chemischen Putz- und Reinigungsmitteln geputzt wurde.

Wenn die Wanne glänzt, müssen Sie davon ausgehen, daß noch eine dünner Film des Putzmittels an der Wannenwand haftet, das sich im warmen Badewasser löst und durch die Haut, da sich ja in der Wärme die Poren öffnen, in den Körper aufgenommen wird.

Wie putzt man die Wanne?

Putzen Sie die Wanne mit einer Hand voll Salz, und sie wird spiegelblank. Außerdem verbleiben keine oberflächenaktiven Stoffe als Film auf der Wannenwand, die durch die geöffneten Poren in den Körper eindringen und Schäden anrichten können.

Tau-Treten:

Das kostet nichts, nur die Überwindung. Sie kommen morgens um 6 Uhr aus dem warmen Bett. Tau liegt auf Ihrem Rasen. Dieser Tau ist reines Wasser und reiner Sauerstoff. Laufen Sie zehn Runden. Sie nehmen reinen Sauerstoff auf. Sie fühlen sich wohl. Schlafen Sie anschließend nochmals eine halbe Stunde. Sie werden einen tiefen, entspannenden Schlaf haben. Und dann, wenn Sie aufstehen, sind Sie fit. Also, ab heute kostenlos für die Gesundheit zehn Runden morgens um 6 Uhr:

Tau-Treten.

Das Bad im kalten See:

Sie haben einen See vor der Haustüre. Morgens um 6 Uhr steigen Sie aus dem warmen Bett und ziehen einen Morgenmantel an. Nackt gehen Sie in das kalte Wasser. Dann wieder den Morgenmantel anziehen und nochmals in das warme Bett.

Wechselduschen:

Zur Ertüchtigung von Herz, Kreislauf und Stoffwechsel, inbesondere bei allen Stoffwechselstörungen, zur Erhaltung der Gesundheit, zur täglichen Körperpflege gehört die

Wechseldusche morgens und abends.

Wie macht man die Wechseldusche?

Wenn Sie am Anfang Schwierigkeiten haben, den ganzen Körper einzubeziehen, beginnen Sie mit den Unterschenkeln und Unterarmen, zuerst rechts, dann links. Später, wenn Sie sich an das kalte Wasser gewöhnt haben, duschen Sie zwanzigmal im Wechsel heiß/kalt den ganzen Körper, einschließlich Kopf. Also, machen Sie daraus kein »Evangelium«, sondern fangen Sie einfach an und beziehen Sie die ganze Familie ein. Es wird dann plötzlich keine Infekte mehr in der Familie geben!

Haben Sie Arthrose?
Dann ist die Wechseldusche für das Gelenk, auch mehrfach am Tag, von ausgezeichneter Wirkung. Sie durchbluten hervorragend, und rasch kann die Regeneration einsetzen. Machen Sie zehnmal am Tag die Wechseldusche, also fast stündlich! Die Wirkung ist ausgezeichnet. Schon nach einer Woche werden Sie die deutliche Besserung erfahren.

Haben Sie Arthritis?
Dann verfahren Sie ebenso. Allerdings beginnen Sie dann mit dem kalten Strahl. Sollten Sie auf den heißen Strahl vermehrt Schmerzen bekommen, dann arbeiten Sie zunächst nur mit dem kalten Strahl: zehnmal kalter Strahl mit einer Minute Pause dazwischen. Sie werden sehen, nach wenigen Tagen haben Sie Routine.

Abschließend machen Sie die **Ölmassage mit Olivenöl.** Kräftig das Öl einreiben!

WIRBELSÄULEN-REFLEX-MASSAGE
NACH DR. MAUCH

Sie wissen, daß in der Wirbelsäule das Rückenmark mit den Nervenkabeln verläuft, die von hier aus in den Körper zu allen Organen und zu den Reflexzonen der Haut führen.

Der heutige Mensch ist ein Sitzwesen geworden. Dadurch kommt es in allen Regionen zu Verspannungen, insbesondere aber im Bereich der Wirbelsäule und der Rückenmuskulatur.

Millionen fehlgesteuerter Impulse laufen über die Reflexbögen und führen zur Dauerverspannung in vielen Regionen des Körpers. Die Verspannungen führen wiederum zu Durchblutungsstörungen und Stauungen, und damit zu Stoffwechselstörungen.

Daher hat die Wirbelsäule eine zentrale Bedeutung in der Behandlung aller Erkrankungen, da von der Wirbelsäule aus in alle Segmente der Haut und in alle Organe die Reflexsteuerung erfolgt.

Lassen Sie mich die Zusammenhänge kurz auflisten:

Das Markenzeichen des heutigen Menschen ist

der Stuhl

Der Mensch sitzt, er sitzt,
er sitzt, er sitzt, er sitzt.

203

Der Mensch verhält sich passiv:

Folgen:
Verspannungen bauen sich auf.
Die Blutzirkulation ist eingeschränkt.
Die Atmung ist vermindert.

Folgen:
Säuerung der Gewebe
Blockierung der Zellatmung
Verspannung nimmt zu

Folgen:
Gewebespannung sinkt ab
schlaffes Gewebe
Blockierung der Wirbel
Fehlgesteuerte Nervenimpulse
Vegetative Fehlsteuerung
Zunahme der Gewebesäuerung
Abwehrschwäche
Infektanfälligkeit
Osteoporose
Rückkopplung in fehlgesteuerte Prozesse

Säuerung nimmt zu
Blockierung der Zellatmung nimmt zu

Atmung verstärkt blockiert
Blutzirkulation weiter geschwächt

passives Verhalten verstärkt sich
Sauerstoffkrise
Stoffwechselentgleisung

mit Schädigung der Reflexsteuerung
schwere Erkrankungen

Alle Belastungen können durch Behandlung der Reflexsteuerung positiv beeinflußt werden.

Die Reflexbehandlung hat die Aufgabe:

Blockierungen der Wirbelsäule zu lösen!
Nervenimpulse zu harmonisieren. Verspannungen zu lösen, schlaffe Zonen zu aktivieren und dadurch die Durchblutung und Sauerstoffversorgung wieder in Gang zu bringen. Hierzu eignet sich besonders die Reflexmassage der Wirbelsäule mit den

Reflexzonenmassagebällen.

Diese werden zu beiden Seiten der Wirbelsäule aufgesetzt. Man rollt sie dann leicht, spielerisch dicht an der Wirbeläule entlang, von oben nach unten und zurück.

Diese Wirbelsäulenrollmasssage bringt einen sofortigen Spannungsausgleich in der Wirbelsäule und Rückenmuskulatur.
Jedermann kann diese bei seinem kranken Partner durchführen. Zehnmal am Tag zehn Minuten, wäre eine gute Sache.

Die Reflexsteuerung wird dadurch wieder einreguliert und die Regeneration der Organsysteme wirksam unterstützt.

Und dann massieren Sie anschließend die Wirbelsäule noch ein' oder zwei Minuten kräftig mit einigen Tropfen Olivenöl durch die

Ölmassage.

Die Haut ist jetzt gut durchblutet. Die Poren sind
offen, so daß das Olivenöl vom Körper intensiv aufgenommen wird. Einige Tropfen genügen!

Sie werden erstaunt sein, wie schnell sich die
Rückenbeschwerden und viele andere Störungen,
die Sie durch die Reflexmassage der Wirbelsäule
mit den Reflexzonenbällen und der Ölmassage gut
beeinflussen können, bessern werden.

Bedenken Sie:

Alle Organsysteme werden durch die Nerven, die
die Wirbelsäule verlassen, gesteuert. Also können
Sie an dieser Stelle alle Störungen des Organismus
durch Behandlung mit der Reflexmassage der Wirbelsäule besonders gut beeinflussen.

DER HEISSE WICKEL – DER KALTE WICKEL

Hören Sie erneut auf die Körpersprache.

Der Organismus sagt Ihnen, ob Sie kalt oder warm wählen sollen.
Eine grundsätzliche Regel gibt es nicht.

Auf ein brennendes Haus werden Sie nicht zusätzlich Feuer werfen, und eine zugefrorene Wasserleitung werden Sie nicht mit noch mehr Eis auftauen wollen. Eine flammende Kniegelenksentzündung werden Sie mit einem kalten Wickel behandeln. Ebenso werden Sie bei einem Abszeß Kälte geben.

Ansonsten testen Sie möglichst immer erst mit dem warmen Wickel. Tut er Ihnen gut, machen Sie damit weiter. Spüren Sie eine Schmerzverstärkung, gehen Sie auf den kalten Wickel.

Mit dem warmen Wickel lösen Sie die Verspannungen. Und wer hat diese heute nicht durch die vorzugsweise sitzende Lebensweise? Die Region wird wieder besser durchblutet, z. B. der Nacken, das Kreuz, das Gelenk. Frisches Blut mit Nährstoffen kann anfluten. Entzündungssekrete können abfließen. Die Heilung setzt ein.

Ist die Region überreizt, erhitzt, gestaut, bewährt sich der kalte Wickel. Die Gefäße sind stark erweitert, das Blut gestaut, die Zirkulation vermindert, Reizzustände verstärkt. Durch die Kälte werden die

Gefäße enger gestellt. Die Zirkulation setzt wieder ein. Frisches Blut mit Nährstoffen kann angeflutet werden. Entzündungssekrete können abfließen. Die Heilung setzt ein.

Wir haben also zwei Behandlungsmöglichkeiten mit dem gleichen Ziel, die Heilung einzuleiten. Dabei hilft Ihnen der Körper. Er sagt Ihnen genau, ob die Kälte oder die Wärme Ihnen gut tut.

Da wir eine Körpertemperatur von 37 Grad haben, wird der Körper meistens zuerst nach der Wärme verlangen. Es ist daher sinnvoll, außer bei akuten Entzündungsprozessen, immer zuerst mit dem warmen Wickel zu beginnen. Tut er gut, machen Sie damit weiter. Bereitet er vermehrt Schmerzen, gehen Sie zum kalten Wickel über.

Wie macht man nun die Wickel?

Der heiße Wickel:

Man nimmt ein kleines Handtuch. Hält dieses unter heißes Wasser, wringt es aus und legt es auf die schmerzende Stelle. Über die heiße Kompresse legt man ein etwas größeres Handtuch, so daß dieses den heißen Wickel gut abschließt und eine feuchtheiße Kammer gebildet wird.

Vor dem Auflegen, besonders bei Kindern, wird auf dem eigenen Handrücken der Wickel getestet, damit er nicht zu heiß ist und keine Verbrennungen entstehen.

Bitte keine Wärmflasche auf den heißen Wickel legen. Der Wickel soll abkühlen. Der Abkühleffekt ist für die Heilung sehr wichtig. Durch die fallende Temperatur wird das Gewebe trainiert!

Beachten Sie:

Dauerwärme wie beim Heizkissen führt zu Stauungen des Blutes und vermindert die Zirkulation, so daß der Heilungsprozeß eher gestört wird, auch wenn das Heizkissen als angenehm empfunden wird. Daher ist auch der beheizte Autofahrersitz keine sinnvolle Einrichtung!

Nach ca. zehn bis fünfzehn Minuten ist der Wickel kalt. Dann kann er noch drei- bis viermal wiederholt werden, so wie es dem Körper angenehm ist.

Mit diesen einfachen, praktikablen und äußerst kostengünstigen Maßnahmen erreichen Sie große Wirkungen:

Die Verspannungen lösen sich.
Die Durchblutung kehrt zurück.
Die Zirkulation wird verbessert.
Die Sauerstoffversorgung wird optimiert.
Der Stoffwechsel wird verbessert.
Die Regeneration setzt ein.
Die Störung klingt ab.
Das Reflexverhalten normalisiert sich.

Der kalte Wickel:

Man hält ein Handtuch unter das kalte Wasser des Wasserhahnens. Der Körper ist an diese Temperatur gewöhnt. Daher ist es sinnvoll, diese Termperatur für den kalten Wickel zu verwenden.

In jahrelangen Eigenversuchen und Beobachtungen bei meinen Patienten konnte ich feststellen, daß der Köper diese Temperatur als physiologisch betrachtet. Er kennt diese Temperatur, so daß er auf sie mit einem guten Heilerfolg reagiert.

Eis hat wie Feuer eine extreme Temperatur, die gefährlich für die Zelle ist.

In der Tiefkühltruhe wird jeglicher Stoffwechsel blockiert. Auch in der Zelle ist das nicht anders. Ich habe in meiner Praxis noch nicht ein einziges Mal Eis eingesetzt, da der oben beschriebene Weg sich hervorragend bewährt hat. Ich habe die Überzeugung gewonnen, daß Eis dem Patienten schadet.

Wie macht man den kalten Wickel?

Die kalte Kompresse wird auf die entzündete Stelle aufgelegt. Besonders wichtig ist, darauf zu achten: Das Handtuch, das über den kalten Wickel gelegt wird, muß angewärmt sein und oberhalb und unterhalb der Entzündungsstelle doppelt so breit den gesunden Bereich mitabdecken, damit diese Region erwärmt und damit gut durchblutet wird. Während im kalten Bereich die Gefäße sich zusammenziehen und die Entzündung bekämpft wird, führt der Warmbereich aufgrund der besseren Durchblutung laufend dem Kaltbereich Nährstoffe und Sauerstoff zu. Die Regeneration setzt ein, so daß Sie mit der kalten Kompresse ausgezeichnete

Ergebnisse erzielen und das schädliche Eis nicht mehr brauchen, das Ihnen den Stoffwechsel und die Heilung blockiert. **Anwendung: 10 Minuten.**

Verstärkung der Heilwirkung des heißen und kalten Wickels:

Sie können die Heilwirkung des kalten und des heißen Wickels verstärken, indem Sie diesem pro Liter Wasser einen Eßlöffel Kochsalz zufügen.

Wie ich schon ausgeführt habe, hat Salz eine ausgezeichnete Heilwirkung. Sie holen damit die Entzündungsekrete aus dem Gewebe, fördern die Durchblutung, öffnen die Poren und bereiten die Haut vor für eine

Ölmassage.

Nehmen Sie Ihr Pflanzen-Öl aus dem Küchenschrank und massieren Sie einige Tropfen intensiv auf die Haut: Ein oder zwei Minuten genügen.

Sie brauchen nicht im Öl zu »pantschen«. Ein paar Tropfen Öl auf die Fingerspitzen reichen vollkommen. Sie brauchen auch keine Ölwickel zu machen. Zehnmal am Tag eine Minute das Öl durch die Haut massieren, bringt ausgezeichnete Erfolge.

Das Öl dringt sofort durch die geöffneten Poren in die Haut und das Unterhautgewebe ein und wird über die Lymph und Blutbahnen an den Ort der Störung transportiert, um dort besser als jede Sal-

211

be seine hervorragend heilende Wirkung zu entfalten.

Behandeln Sie mit den Salzwickeln und der Ölmassage

Arthrose und Arthritis

Ihrer Fußgelenke, Kniegelenke, Hüftgelenke, Schultergelenke, Fingergelenke, Handgelenke, Ellenbogengelenke. In wenigen Wochen werden Sie gute Erfolge spüren.

Gehen Sie für Ihre Gesundheit jetzt intensiv an die Arbeit:

Zehnmal am Tag, mit einer Stunde Abstand, machen Sie den Salzwickel und anschließend immer eine Minute die Ölmassage. Diese Heilmittel haben Sie im Küchenschrank. Sie kosten wenig und haben

höchste Qualität.

Sie brauchen keine Angst mehr zu haben vor chemischen Medikamenten mit Nebenwirkungen.

In der Zeit, die Sie zum Arztbesuch benötigen, haben Sie bereits zu Hause Ihre heilbringende Behandlung durchgeführt. Sie werden Erfolg haben, da Sie nur Naturstoffe aus dem gesunden Küchenschrank benutzen, die Sie bereits täglich für Ihre Ernährung gebrauchen, und von denen Sie wissen, daß sie gesund sind.

Also setzen Sie Salz und Öl, diese kraftvollen Naturstoffe aus dem gesunden Küchenschrank, für Ihre Gelenke ein.

Und nun möchte ich Ihnen noch dazu sagen:

Mit Salz und Öl können Sie die Arthrose aufhalten,
so daß Sie oft nach wenigen Wochen weitgehend schmerzfrei gehen können. Sofern der Knochen nicht zerstört und wie bei einer fortgeschrittenen Hüftgelenksarthrose durch eine Prothese ersetzt werden muß. In den meisten Fällen werden Sie jedoch die Arthrose stabilisieren können.

Mit Salz und Öl können Sie aber auch

bei jeder Arthritis die Entzündung zum Abklingen bringen. Sie holen damit die Entzündung heraus und stabilisieren die Gelenkkapsel und Bänder, das Gelenk. Hier nehmen Sie zunächst einmal den kalten Wickel und reiben anschließend kräftig mit einigen Tropfen Olivenöl das Gelenk ein.

Salz und Öl sind hervorragende Heilmittel bei jeder

Mund- oder Rachenentzündung

Mit Salzwasser gurgeln:

1 Teelöffel Salz auf ein Glas kaltes Wasser.

Danach mit Sonnenblumenöl $\frac{1}{2}$ Glas ebenfalls gurgeln. Das machen Sie zehnmal täglich.

Dazu machen Sie noch ebenfalls zehnmal täglich den kalten Halswickel mit einer Salzlösung.

Einen Eßlöffel Salz auf einen Liter Wasser.

Mit einem wollenen Tuch wird der kalte Wickel bedeckt. Sie wissen nun bereits, er bleibt zehn Minuten am Hals liegen. Wir bezeichnen diesen Wickel auch als Prießnitzwickel.

Der Schlafwickel

Die Ursache vieler Schlafstörungen liegt in einer Stauung der Leber. Wenn Sie also in das Bett gehen, machen Sie sich einen heißen Wickel auf die Leberregion (vorderer Anteil rechter Rippenbogen). Sie werden wunderbar mit diesem warmen Wickel einschlafen, da Sie das Lebergewebe entspannen und durchbluten. Sobald der Wickel kalt wird, werfen Sie ihn einfach vor das Bett.

Der Nierenwickel

Ich habe bereits auf den Vorseiten darüber berichtet und möchte nochmals darauf eingehen, da der Nierenwickel die

wichtigste Behandlungsform

in der heutigen Zeit für den

sitzenden Menschen

ist.

Gleichzeitig ist er so wichtig, daß ich ihn auch den gesunden Menschen zur Krankheitsverhütung empfehlen möchte.

Die Menschen sitzen oft den ganzen Tag, wodurch es zu

Nierenstauungen

kommt. Man kann dieses einfach nachweisen, indem man am Rücken die Reflexzone der Niere überprüft. Diese ist bei den meisten Menschen hochgradig verspannt und äußerst schmerzhaft.

Das heißt:

Die Niere scheidet die Giftstoffe nicht genügend aus. Diese stauen sich zurück über die Lymphgefäße bis in die Achselhöhle. Die Folge ist, daß der Patient eine erhöhte Schweißabsonderung in den Achselhöhlen hat und der Schweiß teilweise scheußlich stinkt. Wir haben also hier einen sicheren Hinweis, daß die Niere überlastet ist.

Aber auch die geschwollenen Gelenke sind ein sicheres Zeichen, daß die Niere nicht ausreichend entgiftet.

Was tun?

Ganz einfach:

Sie machen jeden Abend beim Zubettgehen den Nierenwickel. Nehmen Sie das Tageshandtuch unter heißes Wasser, auswringen und in das Nierenlager (genau das Kreuz, Region Lendenwirbelsäule) legen. Ein trockenes Handtuch großflächig darüber packen. Und so legen Sie sich in das Bett. Sie werden gut einschlafen. Wenn der Wickel kalt ist, werfen Sie diesen vor das Bett.

Nun werden Sie in den ersten Nächten und Wochen nachts mehrmals aufstehen müssen, da Sie damit die Niere gut durchblutet haben und die ganzen Gifte ausschleusen. Tun Sie das. Es lohnt sich. Die dicken Schwellungen der Finger und anderer Gelenke bauen sich ab. Die dicken Beine werden dünner.

Und vor allem die Schweißabsonderung unter den Achselhöhlen geht zurück.
Der Schweiß stinkt nicht mehr, da die Niere die Gifte jetzt ausscheidet.

SANIEREN SIE IHREN LEBENSRAUM

Richten Sie Ihren Küchenschrank mit den Rohstoffen der Natur ein:

  die Pflanze
  das Wasser
  das Salz
  das Öl,

und Sie werden gesund leben und gesund werden.

Haben Sie wieder Vertrauen zu sich selbst und in
die Natur!

Nehmen Sie Ihre Gesundheit wieder selbst in die
Hand!

Hören Sie auf Ihre Körpersprache!

Sanieren Sie Ihren Lebensraum!

Finden Sie sich niemals mit Schmerzen und Krankheit ab!

1945 haben Sie sich mit der Zerstörung unseres
Landes nicht abgefunden. Sie haben zugepackt
und wieder aufgebaut.

Wenn wir jetzt nicht erneut zupacken und uns für
eine gesunde Lebensführung unserer Bevölkerung

217

und eine Gesundung der Natur vorbehaltlos und mit aller Konsequenz einsetzen, war der Aufbau unseres Landes nach 1945 umsonst gewesen.

Ich habe Ihnen hiermit einen wirksamen und praktikablen Weg aufgezeigt, wie Sie zu Hause mit großen Kosteneinsparungen aus einem gesunden Küchenschrank gesund werden können und sich, Ihrer Familie und Ihren Mitmenschen die Gesundheit erarbeiten und erhalten können.

Sind Sie kritisch beim Einkauf!

Helfen Sie mit, gesunde Produkte zu schaffen!

Helfen Sie mit, Kosten zu sparen!

GESUNDE INDUSTRIEPRODUKTE

Helfen Sie mit, daß unsere Produkte in Deutschland für den Export das Warenzeichen

**Gesund aus Deutschland
Healthy from Germany**

tragen können.

Neue gigantische Märkte werden sich auftun, und wir werden die Ersten sein, und unsere Arbeitsplätze werden mit einer neuen Einstellung zum Guten gesichert sein.

Wir haben die große Chance, das Gesicht der Welt zum Guten zu verändern. Unsere Natur wird gesunden.

Wir haben es zum ersten Mal in der Menschheitsgeschichte in der Hand, den »Garten Eden« zu schaffen.

Ich schließe mit einem Gedicht von mir, so wie ich dieses Werk mit Gedichten begleitet habe.

Die Gedichte sollen zeigen, daß wir aus dem Geiste heraus die Erneuerung schaffen müssen.

Die Gedichte sollen aber auch zeigen, daß dieses Buch kein fanatischer Weltverbesserer geschrieben hat.

Wenn wir
in der Zukunft
dieser Welt
ein glückliches Leben bescheren
wollen,
dann müssen
wir
in dieser Sekunde
zusammenstehen und die Welt
zum
Guten verändern.

DIE SANIERUNG DER FAMILIE UND SCHULE

Unsere Trümmerfrauen,

unsere Frauen,

haben 1945 schon einmal Großartiges geleistet, als Sie unser Land aufgebaut haben.

Jetzt rufe ich erneut nach der Frau,

der Mutter,

das größte Sanierungsprojekt der Nachkriegszeit durchzuführen:

**Die
Sanierung
der Familie
und Schule.**

Vom Sturmwind gepeitscht das schäumende Meer,
Ich stehe am Quai und schau in die ewigen Gestirne.
Ob ein Stern wohl heut vom Himmel fällt
und bringt mir Kunde aus unendlicher Ferne –

Schwarzgrau die Wolken am Himmelszelt,
Sturm – doch der Mond erhellt der Küsten Gestade,
sehnsüchtig sehnend, ich träume dahin,
erfaß ich der Welten Räume.

Ich bin so frei, ich fliege dahin,
mit dem schäumendem Meer um die Wette.
Noch schneller als der Wind ich bin,
befreit von allen Ketten.

Galaxeus, da steht er am Himmelszelt
mächtig und groß, umfaßt diese Welt,
umfaßt mich mit liebenden Händen.
»Galaxeus laß es nicht enden.«

Ein Mövenschrei bringt mich zurück,
Kalt, naß, der Menschen Gier.
Mit Schrecken seh ich diese Welt,
in die ich geboren bin.

Doch, hör, nur Du Mensch bestimmst,
wie diese Welt sich weiter benimmt.
Halt ein dem grausen Gestalten.
Laß diese Welt sich zum Guten entfalten.

Sie ist nicht kalt oder naß,
wie Menschen sie so oft gemacht.
Laß ein den Sonnenschein.
Säe der Pflanzen Keim.

So nimm das Zepter in die Hand,
regier zum Guten dieses Land.
Das ist der Weg, der Euch bestimmt,
der Freude in das Leben bringt.

QUELLENNACHWEIS

Alle Angaben in meinem Buch beruhen auf den Erfahrungen meiner eigenen schweren Erkrankung in der Jugendzeit, den Erkrankungen meiner Familie, den Erkrankungen meiner Patienten, meinen Forschungsarbeiten, meiner wissenschaftlichen Praxisführung, meiner umfangreichen Ausbildung, und zur Beweisführung auf folgenden wissenschaftlichen Standardwerken:

Arzneimittelwirkungen
Prof. Ernst Mutschler; Stuttgart [7]1996

Pharmakologie und Toxikologie; W. Forth,
D. Hentschler, W. Rummel; Mannheim [6]1993

Chemie; Charles E. Mortimer; Stuttgart [5]1987

Lehrbuch der pharmazeutischen Chemie
Harry Auterhoff; Stuttgart [13]1994

Biochemie; Peter Karlson; Stuttgart [14]1994

Pharmakologie und Toxikologie
Gustav Kuschinsky und Heinz Lüllmann;
Stuttgart [13]1993

Vitamin E in der modernen Medizin
Karlheinz Schmidt, Wolfgang Wildmeister;
Lenggries 1993

Richtlinien zur Therapie rheumatischer Erkrankungen
H. Mathies, F. J. Wagenhäuser; Basel [2]1983